总主编　刘　星

非中医类别医师中医药专业知识系统学习实用创新教材

供非中医类别医师学习中医者及以师承方式学习中医者、中医初学者用

中医临床学

妇科分册

主　审　刘宏奇

主　编　宗　惠

副主编　厉　健　李新玲　崔轶凡

编　者　（以姓氏笔画为序）

厉　健　李小叶　李新玲

陈　艳　宗　惠　赵彦鹏

郝世凤　崔轶凡　蒋　芸

人民卫生出版社

·北京·

图书在版编目（CIP）数据

中医临床学.妇科分册/宗惠主编.—北京：人
民卫生出版社，2022.1
ISBN 978-7-117-32711-4

Ⅰ.①中… Ⅱ.①宗… Ⅲ.①中医临床–教材②中医
妇科学–教材 Ⅳ.①R24②R271.1

中国版本图书馆 CIP 数据核字（2021）第 277433 号

人卫智网	**www.ipmph.com**	医学教育、学术、考试、健康，购书智慧智能综合服务平台
人卫官网	**www.pmph.com**	人卫官方资讯发布平台

中医临床学妇科分册

Zhongyi Linchuangxue Fuke Fence

主　　编：宗　惠
出版发行：人民卫生出版社（中继线 010-59780011）
地　　址：北京市朝阳区潘家园南里 19 号
邮　　编：100021
E - mail：pmph @ pmph.com
购书热线：010-59787592　010-59787584　010-65264830
印　　刷：北京铭成印刷有限公司
经　　销：新华书店
开　　本：710×1000　1/16　印张：10
字　　数：149 千字
版　　次：2022 年 1 月第 1 版
印　　次：2022 年 2 月第 1 次印刷
标准书号：ISBN 978-7-117-32711-4
定　　价：31.00 元

打击盗版举报电话：010-59787491　E-mail：WQ @ pmph.com
质量问题联系电话：010-59787234　E-mail：zhiliang @ pmph.com

中医药事业是我国卫生健康事业的重要组成部分。国家大力发展中医药事业,实行中西医并重的方针,鼓励中医西医相互学习,相互补充,协调发展,发挥各自优势,促进中西医结合,开展非中医类别医师中医药专业知识系统学习教育工作势在必行,然目前全国尚未有适合此类人群教育学习特点的系列专门教材。为满足教学、临床、科研工作需要,提高教育教学质量,充分发挥中医药在我国医药卫生事业中的作用,在山西省中医药管理局的指导下,我们认真分析非中医类别医师学习中医自身特点,在多方调研、广泛论证的基础上,组织中医药教育教学经验丰富的教师和有关专家编写了本套中医药专业知识系统学习实用创新系列教材,供非中医类别医师学习中医者学习选用,也可作为以师承方式学习中医者及中医初学者的继续教育用书。

全套教材包括《中医学基础》《中药学》《方剂学》《黄帝内经选读》《伤寒论选读》《金匮要略选读》《温病学选读》《中成药学》《针灸推拿学》《中医临床学内科分册》《中医临床学外科分册》《中医临床学妇科分册》《中医临床学儿科分册》《中医临床学五官科分册》《中医临床学骨伤科分册》,共计15种。

本套教材严格遵循中医药人才成长规律,突出非中医类别医师中医药专业知识系统学习教育特点,注重教学内容的科学性、实用性与简明性,在编写中坚持了以下原则:

1. **坚持守正原则**。充分体现中医药文化特色,注重中医药经典理论和中医药临床实践相结合,保持经典原貌,简明精要体现其特色理论体系。

2. **坚持创新原则**。针对"西学中"人才培养特点,贴近读者,贴近临床,坚持理念创新、内容形式创新、内涵创新、方法创新。

3. **坚持精品原则**。致力打造精品教材,编写出高质量的具有学科与课程特色的满足非中医类别医师中医药理论知识教育教学需要的系列教材。

4．坚持适用原则。编写内容简洁明了，便于接受，契合非中医类别医师学习中医者的学习需要，也可满足以师承方式学习中医者的基本需要。

非中医类别医师中医药专业知识系统学习教育教材的编写尚处于探索阶段，作为首套"西学中"教材，肯定存在不足之处，敬请同道批评指正，也希望读者在使用过程中，不断提出宝贵意见，以便修订提高，为我国非中医类别医师中医药专业知识系统学习教育事业做出贡献。

非中医类别医师中医药专业知识系统学习
实用创新教材编审委员会
2021年9月

非中医类别医师中医药专业知识系统学习实用创新教材编写指导委员会

非中医类别医师中医药专业知识系统学习实用创新教材编审委员会

1.《中医学基础》
主审：师建梅　李琳荣
主编：史俊芳　陈富丽

2.《中药学》
主审：宋秉智
主编：陈燕清

3.《方剂学》
主审：闫润红
主编：马艳苗

4.《黄帝内经选读》
主审：师建梅
主编：王　平　张维骏

5.《伤寒论选读》
主审：何丽清
主编：高建忠　李孝波

6.《金匮要略选读》
主审：李俊莲
主编：窦志芳

7.《温病学选读》
主审：冯　明
主编：梁晓崴

8.《中成药学》
主审：樊凯芳
主编：王　欢

9.《针灸推拿学》
主审：燕　平
主编：孟立强

10.《中医临床学内科分册》
主审：刘光珍
主编：王　健　高建忠

11.《中医临床学外科分册》
主审：赵尚华
主编：贾　颖　赵学义

12.《中医临床学妇科分册》
主审：刘宏奇
主编：宗　惠

13.《中医临床学儿科分册》
主审：秦艳虹
主编：张　焱

14.《中医临床学五官科分册》
主审：郭承伟
主编：柴金苗

15.《中医临床学骨伤科分册》
主审：任锡禄
主编：王　轩

编写说明

中医妇科学为中医临床医学的重要组成部分,是中医学专业主干课程之一。本教材读者对象为非中医类别医师学习中医者及中医初学者、爱好者,在编写过程中,充分考虑到学员的知识结构,突出其实用性,力求理论简明精当,概念明晰准确,内容精炼实用,突出中医药诊疗特色,对临床指导性强,易于非中医类别医师理解、掌握和应用。

全书内容包括中医妇科学的基本理论知识及常见中医妇科疾病的诊治两大部分。基本理论部分重点介绍女性生殖生理现象及其中医学机制,妇科疾病的病因病机特点、诊断和辨证要点以及妇科疾病常用的内外治法。疾病诊治部分包括女性经带胎产方面的 31 种疾病,均为临床常见病、多发病以及部分中医诊疗优势特色突出的疑难病。疾病诊疗部分突出诊断和辨证要点,并且除内治法外,还列有临床易于操作的中医特色疗法。另外,各病均附精选的名家验案,作为对教材内容的补充,可以帮助读者更好地应用教材理论知识,建立中医妇科临床思维。

由于编者学术水平有限,书中恐有错漏不足之处,敬请读者在使用本教材的过程中,不断提出宝贵意见,以便今后修订提高。

《中医临床学妇科分册》编委会
2021年9月

目 录

第一章 总 论

一、中医妇科学的定义与范围

中医妇科学是运用中医理论，研究女性特有的解剖、生理、病理特点，女性特有疾病防治规律的一门临床学科。

中医妇科学的研究范围主要是女性生殖器官解剖、女性特有生理，妇科疾病病因病机、诊断与辨证、治法，以及月经病、带下病、妊娠病、产后病、妇科杂病的辨证、辨病与防治。

二、女性生殖器官解剖

中医古籍中早有对于女性生殖系统脏器的记载，包括对生殖脏器名称、位置、形态及功能的认识，正确理解中医妇科解剖名词及其与西医学解剖名词的关系，是理解中医妇科女性生殖生理的基础。

（一）胞宫

胞宫，别名子宫、女子胞、胞脏、血室等，是女性最重要的生殖脏器。胞宫位于小腹正中，带脉之下，前为膀胱，后为直肠，下接阴道。中医古籍中子宫的形态与现代解剖学所认识的子宫基本一致，如古籍中有"中分为二，形如合钵"的描述。一些医籍中子宫也包括了其两侧的分支——"子管"和"子核"，从描述中判断，类似于现代医学中女性的输卵管和卵巢。

胞宫有胞脉、胞络与其他脏腑相联系。《素问·评热病论》指出："月事不来者，胞脉闭也。胞脉者，属心而络于胞中。"胞脉是隶属于胞宫之血脉，功能是把脏腑汇聚于冲任二脉的阴血下注于胞宫，以维持其生理功能。胞络为络属于胞宫的脉络，具有维系子宫正常位置和生理功能的作用，并使子宫通过胞络与足少阴肾经发生经络上的联系。

胞宫的功能是排出月经和孕育胎儿。胞宫属于奇恒之腑，其功能不同于脏之藏而不泻，亦不同于腑之泻而不藏，而具有亦藏亦泻、定期藏泻的特点。如月经表现为一月一藏泻,妊娠表现为十月怀胎为藏,一朝分娩为泻,均有周期性或节律性,是其功能的特殊之处。

（二）阴道

阴道又称产道、子肠,是连接胞宫与阴户的通道。中医学阴道的名称和位置与现代解剖学完全一致。阴道首先能保护胞宫免受外邪的侵犯,其次是排出月经、带下和恶露的通道,也是阴阳交媾和娩出胎儿的通道。

（三）阴户

阴户又称四边、产户,指女性外阴,包括阴道前庭及其两侧的大阴唇和小阴唇、前面的阴蒂和后面的阴唇系带、会阴。即阴道口的前后左右部位,故有"四边"之称。阴户具有保护女性生殖脏器的作用,是抵御外邪的第一道关口。

（四）玉门

玉门,系指阴道口,包括处女膜的部位。玉门是排出月经、带下的关口,是合阴阳的出入口,也是娩出胎儿、排出恶露的关口。

（五）阴器

阴器概指男女之外生殖器。

（六）毛际

毛际系前阴阴毛丛生之处,即阴阜。

（七）交骨

交骨指耻骨联合。临产有"交骨不开"之病症名。

三、女性的特殊生理

女性的特有生理活动包括月经、带下、妊娠、产育和哺乳,这些活动有赖于脏腑、经络、气血及天癸的共同作用。胞宫是最重要的生殖脏器,是行经和孕育胎儿的场所,天癸是促进人体生长、发育和生殖的物质,气血是月经、胎孕、哺乳的物质基础,而天癸和气血均由脏腑所化生,冲、任、督、带四脉是联络于十二正经与胞宫的通路,使脏腑化生的气血供养于胞宫,胞宫得以行使其生殖生理功能。

（一）月经产生和调节的机制

1. 月经产生的机制 月经是女性在一定年龄阶段内,胞宫定期排泄的血性物质,一般以一个阴历月为一个周期,经常不变,如同月相之盈亏，潮汐之涨落，所以也称为"月信""月水""月事"。月经来潮是女子发育趋于成熟并具备生育能力的标志。

《素问·上古天真论》曰："女子七岁，肾气盛，齿更发长。二七而天癸至，任脉通，太冲脉盛，月事以时下，故有子。"《妇人大全良方》指出"妇人以血为基本"，《女科撮要》也说"夫经水阴血也，属冲任二脉主，上为乳汁，下为月水"，这是对月经产生机制的基本阐释。因此，认识月经产生的机制，需从脏腑、天癸、气血、冲任、胞宫与月经的关系进行阐述。

（1）脏腑与月经：五脏之中，肾藏精，肝藏血，脾生血，心主血，肺主气，气帅血，在月经产生中各司其职，如肾气旺盛，使天癸泌至；肝血充足，气机条达，则经候如期；脾胃健运，则血海充盈，血循常道。故月经的产生机制，与肾、肝、脾关系尤为密切。

肾藏精，主生殖，肾所藏的精微物质依赖于肾气的开阖作用发挥其主生殖的生理功能。女性到特定年龄阶段，肾气充盛，天癸泌至，月经开始来潮，到一定年龄又随着肾气的衰退，天癸枯竭，月经断绝，丧失生殖能力。肾为冲任之本。冲脉为血海，广聚脏腑之血，使子宫满盈；任脉为阴脉之海，使所司精、血、津液充沛。任通冲盛，才能保障月经的正常来潮，而冲任的通盛是以肾气盛为前提的。胞宫司月经，肾与胞宫相系。《素问·奇病论》云"胞络者，系于肾"，肾经的循行与冲、任、督脉均有相并或相交，而冲、任、督脉同起于胞中。此外，肾主骨生髓通脑，脑为元神之府，主宰人体的一切生命活动，月经的产生，亦离不开脑的调节。综上所述，肾在生殖生理方面具有重要作用，在月经的产生中起到主导作用，因此《傅青主女科》中说"经水出诸肾"。

肝藏血，主疏泄，喜条达，恶抑郁。肝具有储藏血液、调节血量和疏泄气机的作用，脏腑所化生之血，除营养周身外，则储藏于肝。在月经的产生中，肝血下注冲脉，司血海之定期蓄溢，参与月经周期、经期及经量的调节。在经脉循行上，肝经通过冲、任、督与胞宫相通，而使子宫行使其藏泻有序的功能。肝肾同居下焦，乙癸同源，肾所藏之精和肝所藏之血可以互生，同为月经提供物质基础；肝主疏泄，肾主闭藏，开阖协调，共同调节子宫的藏泻功能。

脾胃为后天之本，气血生化之源，为月经提供物质基础，脾胃健运，才能血旺而经调。除运化功能外，脾气主升清，具有统摄血液、固摄子宫之权,可使血循常道而不非时泛溢。

此外,心主血脉,心气有推动血液在经脉内运行的作用。《素问·评热病论》指出"胞脉者属心而络于胞中",所以心又通过胞脉与胞宫相通。心气下通于肾,心肾相交,血脉流畅,月事如常。肺主气,朝百脉而输精微,如雾露之溉,下达精微于胞宫,参与月经的产生与调节。

(2)天癸与月经:天癸,男女皆有,是肾精肾气充盛到一定程度时体内出现的促进人体生长、发育和生殖的一种精微物质。天癸来源于先天肾气,靠后天水谷精气的滋养而逐渐趋于成熟,此后又随肾气的虚衰而竭止。女子二七,男子二八,而后天癸至。对妇女来说,"天癸至",则"月事以时下,故有子","天癸竭,地道不通,故形坏而无子也",说明它使任脉所司的精、血、津液旺盛、充沛、通达,并使冲脉在其作用下,广聚脏腑之血而血盛。冲任二脉相资,血海满溢,月经来潮。天癸主宰月经的潮与止,女性从初潮到绝经,天癸始终存在,影响着人体的生长、发育与生殖,被认为是"肾主生殖"的精微物质,发挥着与现代医学中调节生殖的激素相类似的作用。

(3)气血与月经:妇人以血为基本,月经的主要成分是血。然气为血之帅,血为气之母,血赖气的升降出入运动而周流;而气能生血,又能行血、摄血。气血的功能关系密切,因此气血充盛且气血和调,才能经候如常。

(4)经络与月经:经络中与妇女的生理、病理关系最大的是奇经八脉中的冲、任、督、带。冲、任、督三脉同起于胞中,一源而三歧。带脉环腰一周,络胞而过。冲、任、督在下腹部所经路线正是女性生殖器官所在部位,冲、任、督、带经气又参与月经产生的活动,故关系密切。"冲为血海",广聚脏腑之血;"任主胞胎",为"阴脉之海",总司精、血、津、液等一身之阴;督脉为阳脉之海,总督一身之阳;又任、督相通,调节一身阴阳脉气的平衡协调;督脉属肾络脑;带脉约束诸经,使经脉气血循行保持常度。在天癸的作用下,冲、任、督、带脉各司其职,调节着月经的产生和维持其正常的生理状态。

(5)子宫与月经:子宫是化生月经和受孕育胎的内生殖器官。受肾、天癸、气血、冲任的调节,子宫定时藏泻,表现为子宫的周期性出血,月经规律来潮。

综上所述,脏腑、天癸、气血、冲、任、督、带与胞宫,是月经产生的生理基础,其中肾、天癸、冲任、胞宫是产生月经的中心环节,各环节之间互相联系,不可分割,现代中医妇科学家称之为"肾-天癸-冲任-胞宫生殖轴"。

2.月经周期的调节 一个月经周期一般先后经历月经期、经后期、经间期、经前期四个阶段。在不同的阶段,阴阳气血的消长有如潮水之涨落、月相之盈亏,呈现出显著的生理节律变化。

(1)月经期:又称为行经期,即经血来潮到停止的阶段。此期标志着上个周期的结束,同时也是下一周期的开始,担负着除旧生新的任务。在阳气推动下,血海由满而溢,胞宫泻而不藏,经血下泻,气随之而泻。机体在这个时期发生重阳转阴的转变,血中的重阳下泄,让位于阴。

(2)经后期:指月经期结束至排卵期前的阶段。因经血下泄,经后期胞宫相对空虚,阴血相对不足。此期血室已闭,胞宫藏而不泻,肾司封藏,蓄养阴精,天癸、冲任、气血逐渐得到恢复,机体处于阴长的动态变化,直至排卵前达到阴长的高峰状态,即重阴状态。

(3)经间期:又称"氤氲期",相当于西医学的排卵期。通过经后期的蓄养,阴精逐渐充沛,冲任气血旺盛,在肾中阳气的鼓动下,重阴转阳,出现氤氲"的候",也就是排卵的现象。

(4)经前期:通过经间期的阴阳转化,阳气逐渐生长到"重阳"的状态,此期阴精与阳气皆旺盛,冲任、胞宫皆气血满盈,为孕育胎元做好了准备。如经间期阴阳交媾,精卵结合,则肾司封藏之职,胞宫育胎,继续藏而不泻;如未成孕,则在阳气鼓动下,血室重开,胞宫泻而不藏,经血下泄,再次进入月经期。

这四个阶段周而复始,循环往复,阴阳气血周期性消长变化,形成了月经周期的节律。

(二)带下产生和调节的机制

健康女性阴道经常排出适量分泌液,色白或无色透明,质地黏而不稠,无特殊气味,起着润泽阴道和阴户的作用,是生理现象,称为带下,俗称"白带"。当外邪直中阴中,或侵犯胞宫、胞络,可出现带下异常。

带下为人体津液的一种,由津液所化,禀肾气封藏,赖脾气所生气血的充养,并由脾运化输布,受肝气之疏泄,由任脉主司、督脉温煦、带脉约束,布露于子宫,润泽于阴中,对阴道和阴户起到濡润滋养和防御病邪侵入的作用,并且有助于阴阳交媾,两精相搏。

带下属于阴液,其质、量也随着机体阴阳转化而存在周期性变化。经后期,肾阴渐长,带下分泌逐步增加;经间期,重阴转阳,带下较多,质稀薄透明如蛋清样,利于受孕;经前期阳长阴消,带下减少;月经来潮前将重阳转阴,带下亦随之而有分泌。可见生理性带下的变化基本上与月经周期同步。绝经后,肾气渐衰,肾精亏少,天癸已竭,故带下明显减少,阴中干涩。此外,妊娠初期,阴血聚以养胎,带下量多有增加。

(三)妊娠机制

妊娠是指从受孕至分娩的过程。《周易》云:“天地氤氲,万物化醇,男女媾精,万物化生。”这是从唯物主义观点认识人类生命起源的最早的经典学说。女子14岁左右肾气充足,生殖内分泌功能发育渐趋成熟,即“天癸至”,冲任通盛,月经规律来潮,便具有了生育功能。《女科正宗·广嗣总论》说“男精壮而女经调,有子之道也”,对妊娠的必要条件做了高度的概括,即对于男方,须具备正常的性功能和精液质量;女方则应有规律的月经和排卵。

古代医家对受孕需要把握的时机也有认识,明代王肯堂在《女科证治准绳·胎前门》引袁了凡语云“凡妇人一月经行一度,必有一日氤氲之候,于一时辰间……此的候也……顺而施之,则成胎”,其中提到的“氤氲之候”“的候”,指的就是西医学的排卵期。

古人对胚胎在母体内的生长发育过程已有客观形象的概括。如《备急千金要方·妇人方》云:“妊娠一月始胚,二月始膏,三月始胞,四月形体成,五月能动,六月筋骨立,七月毛发生,八月脏腑具,九月谷气入胃,十月诸神备,日满即产矣。”基本与现代医学结论相一致。

(四)产褥生理

产妇分娩后全身脏腑组织(除乳房外)逐渐恢复或接近孕前状态,这一过程需要6~8周,称为“产褥期”。产后一周称“新产后”,产后一月称“小满月”,产后百日称“大满月”。

由于分娩时产创出血和用力耗气,产妇气血骤虚,阳气易浮,故多出现畏寒怕风、微热自汗等虚象,同时,因子宫缩复,又有腹痛及阴道排出余血浊液等瘀候,故产褥期生理特点是“多虚多瘀”。产后1~2日常出现阵发性小腹疼痛,此因子宫收缩复旧而引起,称“宫缩痛”“产后痛"，一般持续 2 ~ 3 日自然消失。分娩后子宫排出的余血浊液，称为"恶露"，一般 4 ~ 6 周干净。此外，由于分娩时耗伤气血，产褥期可有大便秘结、脱发等症状。

（五）哺乳生理

乳汁为血所化，为气所统。明·张介宾《景岳全书·妇人规》曰："妇人乳汁，乃冲任气血所化。"又引薛立斋云："夫经水，阴血也。属冲任二脉主，上为乳汁，下为月水。"说明脾胃健旺，冲任气血充盛和调是乳汁充足的保证。脾胃虚弱，气血化生不足则可引起产后乳汁不足。

四、妇科疾病常见病因

引起妇科疾病的病因有淫邪因素、情志因素、生活因素、体质因素等，痰饮、瘀血等病理产物也可以影响冲任而导致妇科疾病，这些病因或单独或相兼作用于人体而引起各种妇科疾病的发生。

（一）淫邪因素

淫邪因素包括外感六淫和内生五邪，又因为女性生理上"以血为用"，淫邪因素中寒、热、湿邪最易与血相结，故引发妇产科疾病的淫邪因素主要为寒、热、湿邪。

1. 寒邪 寒邪分为外寒和内寒。外寒是指寒邪由外及里，经肌表侵袭至经络、气血、胞宫；或由于经期、产后血室正开，寒邪经阴部直接侵袭冲任、胞宫，导致脉道收引，气血运行不畅，发生痛经、闭经、月经后期、月经过少、经行身痛、产后身痛等病证，病性属实寒。内寒致病，则由机体阳气虚衰，或过服寒凉泻火之品，损伤阳气，阴寒内生，血脉凝涩，阳不化阴，水湿、痰饮内停，常致月经后期、闭经、崩漏、痛经、带下过多、妊娠肿胀、不孕等病证，病性属虚寒。

2. 热邪 热邪分为外热和内热。外热为外感热邪，属实热；内热为火热内生，有虚实之分。素体阳盛、过食辛辣、六淫遏而化火、五志过极化火属实热；素体阴虚，或失血伤阴，或吐泻伤阴，或温燥伤阴，阴虚生内热属虚热。热邪伤人，多见发热、上扰神明症状，如产后发热、经行发热等；热邪可扰动冲任血海，迫血妄行，引起各种月经出血、妊娠出血、产后出血病证；热极生风，出现抽搐，可见子痫、产后发热抽搐。

3. 湿邪 湿邪分为内湿和外湿。外湿多因久居湿地，或经期冒雨涉水而感受;内湿多因脾失健运,水湿不化,湿浊内盛,或肾阳不足,蒸腾气化功能失常,水湿内停而成。湿邪重浊,易侵袭人体下部,湿浸任带,引发带下过多;湿邪壅塞胞宫,阻碍气机,冲任气血不畅,易致月经后期、月经过少、闭经、不孕;湿邪泛溢肌肤,可致经行浮肿、妊娠肿胀。此外,湿聚成痰,则为痰湿,湿邪还可从阳化而为湿热,也可从寒化而为寒湿。

（二）情志因素

正常范围的喜、怒、忧、思、悲、恐、惊等情志变化属于正常精神活动,情志过激则成为致病因素,是引起妇科疾病的常见病因之一。情志因素主要影响脏腑的气机,由气分累及血分而导致妇女气血、脏腑、冲任功能失调。妇科临床常见情志致病因素为怒、思、恐。忿怒伤肝,可使气郁、气逆,致月经不调、闭经、痛经、经行吐衄、不孕、癥瘕;忧思气结伤脾,可致月经失调、闭经、崩漏;惊恐伤肾,每使气下,可致月经过多、闭经、崩漏、胎动不安、不孕等。

（三）生活因素

1.房劳多产 房劳指房事不节,淫欲过度、早婚及经期产后阴阳交合,易耗伤肾精肾气,或致外邪入侵胞宫,与血相搏结;多产指产育过众,包括多次引产和流产,易耗伤气血及伤肾,均可引发各种经、带、胎、产疾病。

2.饮食不节 饮食不足,气血生化乏源,易致月经过少、闭经、胎动不安等病证;暴饮暴食,过食肥甘厚味,易致痰湿内生,阻滞冲任,可引起月经后期、月经过少、闭经、不孕症、癥瘕;过食辛热、饮酒无度,常致内热蕴结冲任,出现各种出血性疾病;过食寒凉,内伤阳气,可导致内寒产生,引起痛经、闭经、带下过多、不孕等。

3.劳逸失常 妇女在月经期、妊娠期、产褥期应特别注意劳逸结合。过劳则气耗,易致月经过多、经期延长、崩漏、胎漏、胎动不安、恶露不绝等疾病;过逸则气滞,常可引起痛经、难产。

4.跌仆损伤 经期、孕期跌仆闪挫,可致气血不和,冲任不固,引发月经不调、崩漏、堕胎、小产等;妇产科手术不当,损伤胞宫胞脉,或外感病邪,可引起月经过少、闭经、盆腔炎性疾病。

（四）病理产物因素

1.瘀血 瘀血可因寒热湿邪、情志内伤、生活所伤、外伤手术等多种病因而形成,瘀血作为病理产物又是引起妇科疾病的重要病因之一。

瘀血阻滞冲任，血不归经，可引起各种出血性疾病；瘀血阻络，气血壅滞，可导致痛经、闭经等疾病；瘀血停滞日久而成有形包块，则成癥瘕。

2.**痰饮** 痰饮的形成多由于肺、脾、肾的气化功能失常，津液敷布不利，导致水湿停滞，聚而为患。痰饮可随脏腑、经络流动，或下注任带，或阻滞冲任，或与瘀血互结，而引起经、带、胎、产等各种妇科疾病。

（五）体质因素

体质因素不仅决定着前述致病因素能否损伤机体导致疾病，而且决定着导致疾病的种类、程度、转归和预后。在妇产科疾病的发生中，素体阴虚者易出现月经先期、经期延长、漏下、胎漏等证；素体阳虚者易出现月经后期、痛经、不孕症诸疾；偏脾虚者易见月经过多、崩漏、妊娠恶阻；偏肝郁者常见月经后期、月经先后无定期、癥瘕。同样感受湿热，由于体质的不同，有的从热而化形成湿热，有的从寒而化形成寒湿。体质强健者，病轻、易愈，体质虚弱者，则病重、难愈。

五、妇科疾病的病机概要

病机，即疾病发生、发展与变化的机制。致病因素作用于人体，在一定的发病条件下，导致脏腑功能失常，气血失调，冲任督带损伤，胞宫、胞脉、胞络受损，肾-天癸-冲任-胞宫生殖轴失调，引发妇产科疾病。

（一）脏腑功能失调

脏腑生理功能的紊乱和脏腑气血阴阳的失调，均可导致妇产科疾病，其中关系最密切的是肾、肝、脾。

1.**肾的病机** 肾藏精，主生殖，为先天之本，胞络系于肾，冲任之本在肾。若先天禀赋不足，或早婚多产，房事不节，或大病久病，均可伤肾，导致肾气虚、肾阴虚、肾阳虚或肾阴阳两虚，影响冲任，引发妇产科疾病。肾气不足，封藏失职，冲任不固，可致月经先期、月经过多、崩漏，或胎元不固，而致胎漏、胎动不安、滑胎、子宫脱垂。肾阴亏虚，精亏血少，冲任不足，可致月经后期、闭经、不孕；虚热内生，热扰冲任，血海不宁，可致各种出血性疾病。肾阳虚弱，不能温煦胞宫，可引起虚寒所致诸疾；肾阳不足，蒸腾气化失职，不能温化水湿，也可致水湿痰饮产生而引发诸疾。肾阴肾阳相互依存，阴损可以及阳，阳损可以及阴，故病久则阴阳俱虚，常致崩漏、绝经前后诸证发生。

2. 肝的病机 肝藏血,主疏泄,具有储藏血液和调节血量的功能。妇人以血为本,经、孕、产、乳均以血为用,故肝的病机与妇科疾病关系密切。若情志内伤,肝气郁结,冲任不畅,可致各种月经疾病;肝气郁结,郁而化热,热伤冲任,血海不宁,迫血妄行,可致各种出血性疾病;肝血损耗,肝阴不足,血海不盈,可致月经过少、闭经、不孕症;肝阴不足,肝阳偏亢,经前或孕后阴血下聚冲任,肝阳上亢,引起经行头痛。

3. 脾的病机 脾胃为后天之本,气血生化之源,主中气而统血。饮食不节或忧思伤脾,脾失健运,化源不足,冲任血虚,血海不能按时满溢,可致月经后期、月经过少、闭经;胎失血养,可致胎动不安、胎漏、堕胎、小产、胎萎不长等;脾虚运化失职,水湿不运,可聚而成痰饮。脾气虚弱,血失统摄,冲任不固,可致月经先期、月经过多、崩漏等出血性疾病。脾虚气陷,升举无力,可致胎漏。

(二)气血失调

气血失调是妇产科疾病的重要机理。妇女经、孕、产、乳均以血为本又易耗血,故使机体处于"血常不足、气常有余"的状态。气为血帅,血为气母,气以行血,血以载气。气血之间相互依存、相互资生。故气病可以及血,血病可以及气。

1. 气分病机 常见的有气虚、气陷、气滞和气逆。素体虚弱,或劳倦久病,均可使正气受损而出现气虚。气虚冲任不固,可致月经先期、月经过多、崩漏、带下过多、产后恶露不绝、乳汁自出;气虚升举无力而下陷,无力载胎系胞,可致胎漏、胎动不安、子宫脱垂;肝气郁结,气机阻滞,胞脉、冲任不畅,甚至气滞血瘀,可致月经后期、痛经、闭经、经行乳房胀痛,或癥瘕、不孕症;如气机逆乱,或孕后冲气偏盛,冲气夹胃气上逆,胃失和降,可致妊娠呕吐、经行吐衄。

2. 血分病机 常见的有血虚、血瘀、血寒和血热。大病失血,经产耗血,或思虑太过,或脾胃虚弱,均可致血虚而血海不盈,冲任亏虚,引起月经后期、月经过少、产后身痛、缺乳、不孕症等。气滞、寒凝、热灼、气虚、脉络损伤等均可引起瘀血形成,瘀血阻滞胞脉、胞络、冲任,使经隧不通,或新血不得归经,或与痰湿互结,可导致各种妇科疾病。血热分为实热和虚热,均可热伏冲任,扰动血海,引起月经先期、月经过多、崩漏、胎漏、胎动不安等。血寒也分为实寒和虚寒,实寒客于冲任,凝滞气血,可致痛经、闭经、月经后期等病证;虚寒则因脏腑失于温煦,冲任失养而易致月经过少、产后身痛、不孕症等。

（三）冲任损伤

冲任损伤是妇科疾病最重要的病机，其原因有直接损伤和间接损伤。间接损伤指的是脏腑功能失常、气血失调间接损伤冲任，导致冲任、胞宫、胞脉、胞络损伤，肾 - 天癸 - 冲任 - 胞宫轴失调；直接损伤指的是多种致病因素可以直接经阴户侵犯胞宫、胞脉、胞络，如经期、产时寒湿热邪入侵胞宫，外伤、手术创伤等。前述多种致病因素作用于机体后，不论病变起于哪个脏腑，或在气分还是血分，最终都是因为损伤了冲任，引起冲任不足、冲任不固、冲任失调、冲任瘀阻等病机，才导致了各种妇科疾病的发生。

妇科疾病的主要病机为脏腑功能失常，气血失调，冲任损伤，三种病机不是孤立的，而是密切联系、互相影响的。如脏腑功能失常，可导致气血失调，进而引起冲任损伤；气血失调也可引发脏腑功能失常，冲任损伤；各种致病因素直接损伤冲任胞宫，也可导致脏腑功能失常与气血失调。

六、妇科疾病的诊法概要

诊断和辨证是疾病治疗的基础，妇科病的诊断与其他科一样，以望、闻、问、切为主要方法，辅以相关的实验室检查及器械检查等。由于妇女有经、带、胎、产、乳等特有的生理病理变化，故妇科在诊断与辨证方面有其特点。

（一）问诊

问诊是四诊中最重要的一环。中医妇科问诊的内容除了患者的一般情况、主诉、现病史、既往史、个人史、家族史等之外，患者的经、带、胎、产史尤为重要。

在一般情况中，年龄有重要意义。女性不同的年龄阶段，生理状况不同，导致的疾病也不同。一般来说，青春期常因肾气初盛，天癸始至，冲任初盛尚未稳定，易致月经疾患；育龄期妇女有经孕产乳的生理，若操劳过度，或七情过激，肝失疏泄，阴血易伤，阳气易耗，则经、带、胎产诸疾易发；老年妇女肾气渐衰，脾胃虚弱，易致阴阳失调，易发绝经前后诸证、癥瘕等疾。

主诉是患者求诊的原因，即患者最痛苦的症状、体征和持续时间。问现病史主要了解疾病从发病之初到就诊时病情演变与诊疗的全部过程,以及就诊时的全部自觉症状。主诉和现病史的问诊要求准确、有条理,并且重点突出。

患者的经、带、胎、产情况可以提供很重要的辨证依据,因此妇科患者必须详细询问。除了解患者月经初潮时间和月经的周期、经期、末次月经外,还要着重了解经量、经色、经质、气味,以及伴随月经同期出现的症状。问带下史,主要询问其颜色、量、质、气味及伴随症状。问婚育、分娩史包括婚育年龄、孕次及妊娠结局,有无妊娠疾病,若未婚者,根据病性需要,可了解有无性生活史、堕胎史等及避孕措施。了解分娩是顺产还是剖宫产,有无难产、产后大出血,产后是否哺乳及哺乳持续时间。询问恶露情况,了解恶露的量、色、质、气味及持续时间,有无产后相关疾病。

既往史包括既往的健康状况,曾患过何种主要疾病及诊治经过或有否后遗症,有否手术史及食物药物过敏史。个人史应了解生活习惯及工作环境、经历、饮食嗜好(如吸烟、饮酒)、劳逸起居、家庭情况、居住条件等。问家族史主要了解直系亲属或血缘关系较近的旁系亲属的患病情况,是否有传染性疾病或遗传性疾病、肿瘤病史等。

(二)望诊

望诊是运用视觉对病人有目的的观察,可获得临床诊断的重要依据。妇科望诊除观察患者神、色、形、态、舌象外(可参考《中医学基础》一书),还须观察外生殖器官、经血、带下、恶露和乳汁量、色、质的变化。

望月经主要观察月经的量、色、质。月经量多,色淡质稀,多为气虚;经量少,色鲜红,质黏稠,多为阴虚血热;经量多,色深红质稠,多为血热;经色暗或夹血块为血瘀;经量时多时少,或色紫夹块,多为气郁。

带下的量、色、质可以反映脏腑功能盛衰以及病邪之性质。带下量多,色白,质清稀者,多为脾虚或肾虚;带下量多,色黄,质黏稠者,多为湿热;带下量多,色赤白相兼,质稠如脓,或臭秽者,多为湿毒、热毒。

恶露量多,色深红或紫,质黏稠或臭秽者,多属血热;恶露色淡红,量多,质清稀无臭者,多属血虚;恶露色紫黑夹块者,多为血瘀。

若产后乳房胀硬,红肿热痛,乳汁色黄质稠,为乳痈;若产后乳房松软,乳汁清稀而自溢,多为气血虚弱;若非孕而有乳汁溢出,或挤压后可泌出乳汁,多伴有月经后期、月经过少、闭经;若乳头有血性分泌物溢出,则需警惕乳房肿瘤。

望阴户及阴道,主要观察阴户、阴道的形态、肤色。若有解剖异常,属先天性病变;若见外阴肿块,伴红、肿、热、痛,黄水淋漓者,多属热毒;无红肿热痛者,多属寒凝;阴户肌肤色白或灰白,粗糙增厚或皲裂者,多为肾精不足,肝血虚少。

(三)闻诊

闻诊包括闻声音和嗅气味两个方面的内容。

闻声音指通过听患者的言语、气息的高低强弱、呼吸、咳嗽、嗳气、太息等声音来判断其病证的寒、热、虚、实及脏腑、气血之盛衰。语音低微,多属气虚;时常叹息,多属肝郁;声高气粗,多属实证、热证。孕20周后,通过听诊器可于孕妇腹壁相应位置听到胎儿的心音,正常胎心为 110~160 次/min。

闻气味指通过闻月经、带下及恶露的气味判断证候的寒热虚实。正常之经、带、恶露一般无特殊气味,如气味腥臭,多属寒湿;气味秽臭,多属血热或湿热;腐臭难闻者,为感染邪毒所致。

(四)切诊

妇科的切诊包括切脉、按肌肤和扪腹部三部分。

妇女之脉,一般较男子柔弱或细小,在女性特殊生理期又有不同的变化。在经前或经期,脉多滑利。若脉滑数有力,多为冲任伏热;若脉细数,多为虚热;若脉细弱无力,多为气虚;若脉沉细而迟,多为阴虚内寒。暴崩下血,脉多虚大而芤;漏下日久,脉多细缓,若反见洪数者为逆,病多深重。妊娠脉平和而滑疾流利,尺脉按之不绝。若孕后脉细软或两尺甚弱,均为气血虚弱、肾气虚衰之象,常见于胎动不安、胎萎不长、堕胎等;妊娠晚期,脉弦滑数或细弦数,多为阴虚肝旺,肝风内动,可见于子晕、子痫等。临产脉又称离经脉,是将产之候。孕妇临产前,双手中指两旁从中节至末节,均可扪及脉之搏动,也是临产之脉。妇女产后冲任气血俱虚,多见虚缓平和之脉。若见滑数有力,多为阴虚未复,虚阳上浮或外感实邪之证;若脉虚数微涩或虚大无力,多为气血大伤。

按肌肤,即通过检查肌表的寒温、润燥、肿胀或压痛等情况,以辨别寒、热、虚、实。如四肢冰凉,为阳气不振,血气通行不畅,体质虚寒;若手足心热,多为阴虚内热;若头面四肢浮肿,按之凹陷,为水肿;若四肢厥冷,大汗淋漓,常见于异位妊娠或大出血导致休克。

按胸部主要了解乳房的形状,有无结节、肿块及其大小、性质与活动度,有无触痛等。

按腹部主要了解腹部软硬、温凉、肿胀或压痛、包块等。凡痛经、闭经、癥瘕等病,临床均应按查小腹。小腹疼痛拒按,多为实证;腹软喜按多为虚证;下腹包块坚硬,推而不移,多属血瘀;若腹块时有时无,推之可移,多属气滞、痰湿。在妊娠期按腹部可了解子宫大小与孕期是否相符,胎位是否正常。妊娠后腹形明显大于孕月,应注意是否双胎、多胎、巨大儿或胎水肿满;若腹形明显小于孕月,多为胎萎不长;若胎心音或胎动消失,多为胎死宫内。

以上是中医妇科常用的诊断方法。临证除四诊合参掌握这些特征外,还须结合妇科检查及其他辅助检查作出正确诊断。

七、妇科疾病的辨证方法概要

妇科疾病的辨证以八纲辨证为纲领,以脏腑辨证和气血辨证为主要辨证方法。

本书重点论述月经病、带下病、妊娠病和产后病的辨证要点。

(一)月经病的辨证要点

月经病的辨证,以月经的期、量、色、质的变化结合伴随月经周期而出现的全身症状、舌脉作为辨证的依据。如月经先期,量多,色深红或紫红质稠者,多属血热。月经后期,量少,色暗,小腹冷痛者,多属血寒。月经后期,量少,色淡,质稀者,多属血虚。月经量多,或淋漓不净,夹块,下腹疼痛,块出痛减,多属于血瘀。

(二)带下病的辨证要点

带下病的辨证主要根据带下的量、色、质与气味的变化,结合阴户、阴道的局部症状和全身症状、舌脉作为依据。带下量多,色白,质清稀如水者,多为虚寒证;带下量多,色黄、质稠,气味臭秽或伴阴痒者,多属湿热证;带下量多,如脓如酱,气味恶臭,多属湿毒、热毒;带下明显减少,甚至阴道干涩者,多为肾精亏虚,天癸衰竭,任带虚损。

(三)妊娠病的辨证要点

妊娠病涉及孕妇、胎儿两方面,首先应辨别属母病或胎病,其次要辨别胎之可安或不可安;可安者治病与安胎并举,不可安者则宜从速下胎益母。再结合病因、体质等因素,以脏腑辨证和气血辨证方法进行辨证。

（四）产后病的辨证要点

产后病的辨证要点注意"三审"，即先审小腹痛与不痛，以辨有无恶露停滞；次审大便通与不通，以验津液的盛衰；再审乳汁行与不行和饮食多少，以察胃气的强弱，并注意妊娠期有无妊娠病，临产和分娩有无异常，产时出血的多少等情况。恶露量多或量少，色紫暗，有血块，腹痛拒按，多属血瘀；恶露量多，色红，有臭气，多属血热；恶露量多，色淡质稀，伴有神疲乏力，多属气虚。产后乳汁量少质稀薄，乳房柔软，多为气血虚弱；乳汁少而质稠，乳房胀硬，多为肝郁气滞。

辨治中医妇科疾病时还要注意辨证与辨病相结合，即中医辨病与中医辨证相结合，以及中医辨证和西医辨病相结合，二者结合可体现中医诊疗体系的共性与特色，使诊断更为全面、准确。

八、妇科疾病的治法概要

（一）常用内治法

1. 调补脏腑 女性生殖功能以血为用，以气为摄。如果女性肝、脾、肾功能调达，则天癸至竭有序、冲任通盛有节、胞宫藏泻有时，妇女经、孕、胎、产、乳正常。若肾、肝、脾功能失常则冲任损伤，而发生妇科疾病。因此，补肾滋肾、疏肝养肝、健脾和胃成为妇科疾病的常用治法。

（1）补肾滋肾：补肾滋肾法是治疗妇科疾病最常用的治法，用于肾虚证引起的各种妇科疾病，具体应用根据临床证候的侧重又有滋补肾阴、温补肾阳和补益肾气的区分。

滋补肾阴法用于肾阴不足，冲任血少，导致月经过少、闭经、不孕等病证，治宜滋肾益阴，代表方剂为左归丸、六味地黄丸、补肾地黄丸等。常用的药物有女贞子、旱莲草、黄精、枸杞子、天冬、石斛、桑椹、龟甲、鳖甲等。而肾阴不足，阴虚化热导致的月经先期、崩漏等病证，治宜配伍滋阴降火药物，如知母、黄柏、青蒿、白薇等。如肾水不能上济心火，心火亢盛，宜配伍百合、莲子心、五味子、夜交藤等。

温补肾阳法用于肾阳不足，命门火衰，冲任胞宫失于温煦，阴寒内盛导致的带下病、崩漏、不孕症、胎动不安等疾病，代表方剂有右归丸、右归饮、温胞饮、金匮肾气丸之类。常用的温补肾阳药物为肉苁蓉、锁阳、菟丝子、巴戟天、胡桃肉、鹿茸、蛤蚧、紫河车、补骨脂、仙茅、淫羊藿、胡芦巴、韭子等。若肾阳虚衰，不能化气行水，水湿内停，或下注冲任,或泛溢肌肤,导致带下病等,同时配伍利水祛湿药物如白术、苍术、茯苓、泽泻、猪苓、车前子、薏苡仁等。

补肾益气法用于因肾气虚、冲任不固而导致的月经先期、月经先后无定期、崩漏、胎漏、胎动不安等,治宜平补肾气,代表方剂有大补元煎、固阴煎、肾气丸、归肾丸、寿胎丸之类。常用药有山药、山茱萸、菟丝子、续断、桑寄生等。临床应用常加入人参、黄芪、炙甘草等补脾益气药,补后天以助先天。

补肾滋肾法是妇科主要的治法,临床运用注意调补肾的阴阳平衡,滋肾阴常配伍温补肾阳的药物以阳中求阴,温肾阳也常配伍滋补肾阴的药物以阴中求阳。同时因为肝肾同源,互相滋生,临床应用也需注意必要时肝肾同补。

(2)疏肝养肝:妇女生理上数伤于血,易"有余于气,不足于血",每因郁怒伤肝,肝失疏泄,冲任不调,产生经、带、胎、产等诸病。因此疏肝养肝成为妇科疾病的常用治疗方法,尤其在中年妇女的妇科疾病中。临床上根据不同的证候可分别运用疏肝解郁、养血柔肝等治法。

疏肝解郁法可用于因情志不舒,抑郁忿怒,肝失疏泄,冲任阻滞所致月经后期、痛经、闭经、经行情志异常、不孕等妇科疾病,代表方剂为逍遥散、柴胡疏肝散、八物汤之类。常用药物有柴胡、郁金、川楝子、香附、青皮、玫瑰花、荔枝核、佛手、香橼、绿萼梅、青木香等。若肝郁化火,热伤冲任,迫血妄行,导致月经先期、崩漏、经行吐衄,当佐以清肝泻热之品如牡丹皮、栀子、夏枯草、白蒺藜、黄芩、龙胆草等;若肝郁克脾,冲任失调,导致不孕、妊娠呕吐、月经不调,当佐以健脾养胃之品如砂仁、白术、茯苓、山药、扁豆等。

养血柔肝法可用于因肝血不足、冲任血少导致的月经量少、后期、闭经、痛经、胎动不安、不孕等疾病,代表方剂如小营煎、滋血汤、养精种玉汤之类。常用药物有白芍、何首乌、当归、熟地黄、阿胶等。由于肝肾同源,可酌加补肾之品如杜仲、狗脊、桑寄生、菟丝子等。若肝血不足,肝阳上亢,导致妊娠眩晕,酌加平肝潜阳之品如龟板、鳖甲、珍珠母、石决明、牡蛎、刺蒺藜、罗布麻叶等。

临床运用疏肝法应注意不能过于香燥伤阴,常配伍沙参、玉竹、麦冬等养阴生津。

(3)健脾和胃:脾主运化,胃主受纳,为气血化生之源;脾气主升,胃气主降,为气机升降之枢纽;脾主统血,控制血液在脉道内正常循行。若脾胃失调,后天气血生化乏源,脾不统血,冲任失司,则发生经、带、胎、产诸疾。常用的治法有健脾养血、补气摄血、健脾除湿、和胃降逆。

健脾养血法适用于脾虚化源匮乏,气血不足,冲任空虚所导致的月经过少、闭经、胎动不安、不孕症等,代表方剂如八珍汤、人参养荣汤。常用药物有党参、白术、茯苓、大枣、炙甘草等,并常配伍养血药物如熟地黄、白芍、当归、何首乌等,气血同补。

补气摄血法适用于脾虚而中气下陷,统摄无权,冲任不固导致的月经过多、崩漏、胎漏、产后恶露不绝等病证,代表方剂如补中益气汤、举元煎、固本止崩汤。常用药物有太子参、黄芪、党参、山药、白术等,常配伍炮姜、艾叶、龙骨、牡蛎等温阳摄血或收敛止血的药物。

健脾除湿法适用于因脾阳不振,水湿内停,下注损伤任、带,或泛溢肌肤,或湿聚成痰,而导致的带下病、月经过少、不孕症等,代表方剂如完带汤、苍附导痰丸等。常用药物有苍术、白术、茯苓、陈皮、白扁豆、厚朴、胆南星等。

和胃降逆法适用于因脾胃虚弱、脾胃虚寒或胃中郁热,导致胃失和降而引起的妊娠呕吐,代表方剂如六君子汤、理中汤、橘皮竹茹汤等。常用药物有温胃的砂仁、姜半夏、吴茱萸、丁香、紫苏叶;清胃的黄连、竹茹、黄芩等。若呕吐日久伤阴者,酌加石斛、麦冬之类。

脾胃为后天之本,其所生、所统之血直接为经、孕、产、乳提供物质基础。临床用药要时时顾护脾胃,不宜过用滋腻之品,尤其妇女经断前后,全赖后天水谷精微滋养,健脾和胃以补后天尤为重要。

2. 调理气血 妇女以血为用,血是经、孕、产、乳功能的物质基础。气为血之帅,血为气之母,二者必须相互协调,冲任通才能盛,方可经事如期,胎孕乃成。气血失和,必然影响脏腑生理功能,冲任受损,导致妇科疾病的发生。因此,调理气血成为妇产科疾病的重要治疗原则。

补益气血法适用于气血虚弱、血海空虚所致的经产诸疾。临证需区分偏气虚或者偏血虚。偏血虚者,治以补血养血为主,佐以益气,代表方剂如四物汤。常用药物如当归、熟地黄、白芍、阿胶、黄精、龙眼肉、何首乌等。补血药多偏滋腻,因此补血时常配伍健脾益气、理气醒脾的药物,如党参、白术、陈皮、砂仁等。偏气虚者,统摄失司,冲任不固,导致月经先期、量多、崩漏、胎动不安、产后恶露不绝等妇科出血性疾病,宜补气固摄为主,代表方剂和常用药物可参见补气摄血法。

行气法用于情志内郁,气机不畅,冲任阻滞,导致月经后期、量少、闭经、缺乳等疾病,治宜理气行滞。代表方剂如金铃子散、乌药散、香棱丸等,常用药物有香附、乌药、木香、枳实、大腹皮等。若冲任阻滞,不通则痛,导致经行乳房疼痛、头痛、痛经等妇科痛症,宜酌加川楝子、橘核、荔枝核等行气止痛;若气机逆乱引起经行吐衄、妊娠恶阻,宜加沉香、紫苏子、半夏、厚朴等降逆之品;若气郁化火,酌加牡丹皮、栀子等清气泄热之品。

养血法适用于血虚、冲任不足导致的月经后期、量少、闭经、胎动不安、产后腹痛等疾病,治宜补血养血,代表方剂为养精种玉汤、小营煎、四物汤。常用药物有当归、熟地黄、白芍、阿胶等,酌加补肾填精之品,如紫河车、山萸肉、枸杞、龙眼肉之类。

活血法适用于血瘀而冲任阻滞,血海蓄溢失常,引起月经后期、量少、经间期出血、崩漏、闭经等疾病,治宜活血化瘀。根据瘀血成因的不同选用不同的方剂,如气滞血瘀证选用膈下逐瘀汤或血府逐瘀汤,寒凝血瘀证选用少腹逐瘀汤,气虚血瘀证选用参芪失笑散等。常用药物有赤芍、丹参、红花、桃仁、牡丹皮、益母草、五灵脂、蒲黄、泽兰、山楂等。若病程日久,血瘀益甚者,可酌加三棱、莪术等破血行气之品,或加水蛭、虻虫等搜刮脉络;若血结成瘀可酌加鳖甲等软坚散结;若瘀血不去、新血难安,出血不止,酌加三七、蒲黄、花蕊石活血止血。

止血法适用于气虚、血热、血瘀等损伤冲任导致的月经过多、经期延长、崩漏、胎漏、胎动不安、产后恶露不绝等妇产科出血性疾病,治宜固冲止血。针对出血原因选择相应的方剂,如血热证选用清热固经汤、育阴汤,气虚不摄选用归脾汤、安冲汤,瘀血阻络选用逐瘀止崩汤等。常用补气止血药如黄芪、党参、白术;凉血止血药如牡丹皮炭、藕节、侧柏叶、焦栀子、贯众炭、黑黄柏;活血止血药如五灵脂、三七、炒蒲黄、茜草、益母草;固摄止血药如龙骨、牡蛎、乌贼骨。

3.祛除寒、热、湿邪 寒、热、湿三者均可导致冲任损伤,引起妇科疾病,因此祛除寒、热、湿邪成为妇科疾病常用治法。

清热凉血法适用于血热迫血妄行,导致月经先期、量多、崩漏、产后恶露不绝、产后发热等疾病,临床应注意虚实之别。实热者宜清热凉血,代表方剂清经散、保阴煎、丹栀逍遥散等,常用药物如黄芩、黄连、栀子、金银花、黄柏、水牛角等;虚热者宜益阴清热,代表方剂知柏地黄汤、两地汤等,常用药物如生地黄、地骨皮、白薇、青蒿、胡黄连、银柴胡、牡丹皮等。热蕴成毒,导致阴疮、阴痒、盆腔炎性疾病,宜清热解毒,代表方剂五味消毒饮,常用药物如金银花、莲子心、鱼腥草、蒲公英、紫花地丁、白头翁等。

温经散寒法适用于寒邪客于冲任,气血运行不畅,导致月经后期、量少、闭经、不孕、产后腹痛、癥瘕、痛经等疾病,代表方剂温经汤、少腹逐瘀汤、艾附暖宫丸等。常用药物如肉桂、附子、桂枝、艾叶、茴香、丁香、炮姜、吴茱萸等,并注意虚寒者酌加补肾温阳之品如仙茅、淫羊藿、巴戟天。

祛湿化痰法适用于痰湿阻滞、冲任不畅导致的闭经、不孕、癥瘕等疾病,代表方剂启宫丸、苍附导痰汤。常用药物如泽泻、薏苡仁、猪苓、苍术、半夏等。若偏寒湿者酌加生姜、吴茱萸、川椒、草果等散寒除湿;若兼湿热证酌加茵陈、败酱草、黄柏、萆薢等清热除湿。

4. 调整月经周期法 调整周期疗法是根据月经周期中经后期、经间期、经前期、行经期不同时期的肾阴阳转化、消长节律和气血盈亏变化的规律,采取周期性用药的治疗方法。目前各中药周期疗法的应用与药物选择虽不尽相同,但多遵循滋肾养血—补肾活血—调补肾阴肾阳—活血化瘀的序贯立法原则。用药思路在于经后血海空虚,属于在肾气作用下逐渐蓄积精血之期,治法上以滋肾益阴养血为主;经间期为重阴转化期,阴精盛,重阴转阳,冲任气血活动显著,滋肾益阴基础上辅以活血化瘀以疏通冲任血气,使之施泻而促排卵;经前期又为阳长期,阴充阳长,以维持肾阴阳相对平衡状态,治宜阴中求阳,温肾暖宫,辅以滋肾益阴之药或佐以疏肝;行经期为重阳转化期,重阳则开,血海满盈而溢下,冲任气血变化急骤,治宜活血调经,使经血排出顺畅。

(二)外治法

妇科外治法历史悠久,是临床常用的方法,主要应用于各种前阴疾病及妇科杂病等,具有清热解毒、杀虫止痒、消肿排脓、消癥散结、散寒止痛等功效。临床上常常与内治法结合运用,体现中医的整体观,正如《理瀹骈文》所云:"外治之理,即内治之理;外治之药,即内治之药,所异者法耳。"前阴疾病外治法一般在非经期进行,患处出血、溃疡者禁用，妇科杂病外治法如非特殊，经期也可进行；妊娠期应用外治法治疗，需要在医生指导下进行。

1. 外阴熏洗法 中药煎液 1 000～2 000ml，趁热对外阴患部进行熏蒸、洗涤或坐浴的方法，常用清热解毒的药物。一般趁热先蒸，待药物温度适中再洗涤或坐浴。每次 15～30 分钟，每日 1～2 次。主要用于外阴疾病之阴痒、外阴白色病变、带下量多等疾病的治疗。

2. 阴道冲洗法 中药煎液 200～500ml，盛于阴道冲洗器内，直接冲洗阴道的方法；或在医护操作下，用窥器以干棉球沾取药液擦洗阴道的方法。常用清热解毒、利湿杀虫药物。每日 2 次，7 日为一疗程。主要用于带下病、阴痒的治疗。

3. 阴道纳药法 将中药制成粉剂、栓剂、片剂、泡腾片、膏剂、胶囊剂等剂型，纳入阴道的方法。每日 1 次，7～14 天为一疗程。主要用于带下病、阴痒、宫颈疾病的治疗。

4. 贴敷法 将中药制成水剂、散剂、膏剂，直接或用无菌纱布沾药贴敷于患处、脐部或局部经络穴位的方法。贴敷时间、疗程根据病位、病种酌情换敷。若配合理疗仪、热水袋或将大粒盐炒热作为热源作用于药物敷贴处，可使皮肤腠理开，促进药物吸收。主要用于外阴血肿、溃疡、脓肿；也可用于乳痈、回乳及痛经、盆腔炎性疾病、产后腹痛、不孕症、癥瘕等疾病。每日 1～2 次，7～14 天为一疗程。

5. 热熨法 将药物研末，或加盐、葱、酒、醋等，经炒、蒸、煮后贴患处，借助药力和热力作用，使局部气血流畅，达到活血化瘀、消肿止痛的作用。适用于妇科痛症如痛经、慢性盆腔痛、术后腹痛等。

6. 肛门导入法 将药物制成栓剂纳入肛门内或浓煎 100～150ml，温度保持在 40℃左右，经一次性灌肠管插入肛中 15～18cm，缓缓注入药液的方法。每日 1 次，7～14 天为一疗程。主要用于痛经、妇人腹痛、产后发热、癥瘕、不孕症、陈旧性宫外孕等疾病的治疗。

7. 中药离子透入法 将沾满中药水剂的布垫置于外阴、脐部或局部经络腧穴，借助药物离子导入仪的直流电场作用，使给药局部保持较高药物浓度，形成长时间药效刺激，经皮吸收的一种治疗方法。每日 1 次，每次 20～30 分钟，疗程依据病情而定。用于治疗妇人腹痛、痛经、输卵管堵塞、外阴炎、外阴上皮内瘤变、癥瘕等疾病的治疗。

第二章 | 月 经 病

第一节 月 经 先 期

月经周期提前 7 ~ 10 天,经期正常,连续 3 个周期及以上者,称为"月经先期",亦称"月经提前""经早"等。

西医学中黄体功能不足所致月经周期提前,可参照本病治疗。

一、辨病

本病临床特点为月经周期缩短,不足 21 天,经期基本正常,可伴有月经过多,且连续出现 3 个周期及以上。

临床常需与经间期出血鉴别,尤其月经先期伴见月经量少时,后者多发于两次月经中间,出血量明显少于月经量。基础体温检测有助于鉴别。

二、病因病机

本病以气虚和血热为主要病因,气虚则统摄无权,冲任不固,经血失约;血热则热扰冲任,血海不宁,迫血下行,均可致月经先期。气虚又有脾气虚、肾气虚之别,血热又有虚热、实热之分。临床上也可以见到脾肾两虚或气虚血热等证候。

三、辨证论治

月经先期首辨气虚、血热,通过月经量、色、质的变化,结合全身证候及舌脉辨证。伴见量多、色淡、质稀多属气虚,若兼神疲肢倦、气短懒言等为脾气虚,若兼腰膝酸软、头晕耳鸣等为肾气虚;伴见量多或少、色红、质稠多属血热,若兼面红口干、尿黄便结等为阳盛血热,若兼两颧潮红、手足心热等为阴虚血热,若兼烦躁易怒、口苦咽干等为肝郁血热。

本病的治疗原则为益气、清热、调经,重在调整月经周期,故需注重平时调治,按其证候虚者补之、热者寒之,然不论实热虚热皆不宜过用寒凉,以免损伤阴血。

1. 气虚

（1）脾气虚

证候:月经周期提前,经量或多,色淡红,质清稀为主症;常伴神疲肢倦,气短懒言,口淡无味,小腹空坠,纳少便溏;舌淡红,苔薄白,脉细弱。

证候分析:脾主中气,脾气虚则统摄无权,冲任不固,经血失约,故月经周期提前,量多;脾虚则生化无源,故经色淡红,质清稀;脾虚中气不足,清阳不升,故神疲肢倦,气短懒言,口淡无味,小腹空坠;脾虚运化失职,则纳少便溏。舌淡红,苔薄白,脉细弱,皆为脾气虚之征。

治法:补脾益气,摄血调经。

方药:补中益气汤（人参、黄芪、甘草、当归、陈皮、升麻、柴胡、白术）。

若纳少便溏者,酌加山药、薏苡仁、茯苓健脾止泻;若经期提前,心悸怔忡,失眠多梦,舌淡,苔白,脉细弱者,为心脾两虚证,治宜补益心脾,固冲调经,方选归脾汤;若经量过多者,去当归,重用黄芪、党参补气摄血,经期酌加煅龙骨、煅牡蛎、棕榈炭固涩止血。

（2）肾气虚

证候:月经周期提前,经量或多或少,色淡暗,质清稀为主症;常伴面色晦暗或有暗斑,头晕耳鸣,腰膝酸软;舌淡暗,苔白润,脉沉细。

证候分析:冲任之本在肾,肾气不足,封藏失司,冲任不固,故月经周期提前,量多;肾精不足则量少;肾气不足,损及肾阳,肾阳虚弱,血脉失于温煦,则经色淡暗,质清稀;腰为肾之外府,肾主骨,肾虚外府失养,筋骨不坚,故腰膝酸软;肾虚精血不足,髓海失养,故头晕耳鸣;肾水之色上泛,故面色晦暗或有暗斑。舌淡暗,苔白润,脉沉细,均为肾气虚之征。

治法:补益肾气,固冲调经。

方药:固阴煎（菟丝子、熟地黄、山茱萸、人参、山药、炙甘草、五味子、远志）。

若平素腰腹冷痛,小便频数者,酌加益智仁、补骨脂温肾固涩。若值经期,伴经血量多者,酌加仙鹤草、血余炭收涩止血;伴经色淡者,酌加艾叶炭、杜仲温经止血。若经期提前,见头昏腰酸,少气懒言,腹胀便溏,夜尿频数,舌淡,苔白,脉缓或弱,为脾肾两虚证,治宜补肾健脾,固冲调经,方选举元煎合固阴煎(人参、炙黄芪、炙甘草、升麻、白术、菟丝子、熟地黄、山茱萸、山药、五味子、远志)。

2.血热

(1)阴虚血热

证候:月经周期提前,经量或少或多,色红,质稠为主症;常伴两颧潮红,咽干口燥,手足心热;舌质红,苔少,脉细数。

证候分析:阴虚内热,热扰冲任,冲任不固,迫血妄行,故月经周期提前;阴虚火旺,耗伤阴液,故经血量少,色红,质稠;若虚热伤络,血受热迫,经量可增多;虚热上浮,则两颧潮红;虚火热扰,阴不上承,则手足心热,咽干口燥。舌质红,苔少,脉细数,均为阴虚内热之征。

治法:养阴清热调经。

方药:两地汤(生地黄、地骨皮、玄参、麦冬、阿胶、白芍)。

若经量少,平时可酌加何首乌、枸杞子、山药滋肾生精;若经量多,色红,经期可酌加地榆炭、苎麻根凉血止血,伴经血有块者,酌加茜草祛瘀止血。

(2)阳盛血热

证候:月经周期提前,经量多,色深红或紫红,质黏稠为主症;常伴心烦,面红口干,小便短黄,大便燥结;舌质红,苔黄,脉数或滑数。

证候分析:热邪内伏冲任,热扰血海,经血妄行,故月经周期提前,经量多;血为热灼,故经色深红或紫红,质黏稠;热邪加速血行,血脉扩张,则面红;热邪扰心,则心烦;热甚伤津则口干,大便燥结;热灼膀胱,故小便短黄。舌质红,苔黄,脉数或滑数,均为热盛于里之象。

治法:清热凉血调经。

方药:清经散(牡丹皮、地骨皮、白芍、熟地黄、青蒿、黄柏、茯苓)。

若兼见倦怠乏力、气短懒言等症,为失血伤气,血热兼气虚,酌加党参、黄芪健脾益气;若值经期,兼见经量多,去熟地黄、茯苓,酌加生地黄、地榆、女贞子、旱莲草清热养阴止血;兼见行经腹痛,经血夹瘀块者,为血热瘀滞,酌加益母草、蒲黄、三七化瘀止血。

(3)肝郁血热

证候:月经周期提前,经量或多或少,经色深红或紫红,经行不畅,质稠或夹血块为主症;常伴少腹、胸胁、乳房胀痛,或烦躁易怒,口苦咽干;舌红,苔薄黄,脉弦数。

证候分析:肝郁化热,热扰冲任,迫血妄行,故月经周期提前;肝失疏泄,血海失司,故经量或多或少;热灼于血,故经色深红或紫红;肝郁气结,血行瘀阻,则经行不畅,质稠或夹血块;肝郁气滞,壅滞胸胁,则乳房、胸胁、少腹胀痛;肝郁化火,火邪上扰,灼热伤津,故烦躁易怒,口苦咽干。舌红,苔薄黄,脉弦数,均为肝郁化热之征。

治法:疏肝清热,凉血调经。

方药:丹栀逍遥散(牡丹皮、栀子、当归、白芍、柴胡、白术、茯苓、煨姜、薄荷、炙甘草)。

平素若少腹、胸胁、乳房胀痛明显者,加郁金、橘核、佛手疏肝通络;若肝火犯胃,口苦咽干者,加知母、生地黄养阴生津。若值经期,伴见月经量多,去当归,酌加地榆、茜草、煅牡蛎固冲止血;伴见经行不畅,夹血块者,加益母草、泽兰、丹参活血化瘀。

四、特色疗法

耳针疗法 选取耳部卵巢、肾、脾、内分泌、子宫穴位给予王不留行进行贴压,每次按揉约5分钟,每日按揉3~5次,每3~5日更换一次,适用于气虚证患者。

五、预防调护

本病及时治疗,效果显著,预后良好。若伴经量过多、经期延长者,可发展为崩漏,病情缠绵难愈,故应积极治疗。

平时保持心情舒畅,注重身体调护,忌食生冷辛辣,避免剧烈运动,避免各种宫腔内操作,禁经期同房。

六、案例

王某,女,21岁,未婚。

月经周期提前10余天伴经量少1年余。患者13岁月经初潮,既往月经期、量、色、质正常,近1年来,因准备考研而夜以继日地复习,以致月经每14~16天一行,量少色暗。末次月经3月6日,经量少,持续2天即净,色红,质黏稠。现症见:形体瘦弱,手足心热;舌红少苔,脉细数。

中医辨证：阴虚血热证。

治法：养阴清热，固冲调经。

方药：生地黄 20g，地骨皮 30g，白芍 20g，麦冬 15g，阿胶（烊化）20g，玄参 15g，旱莲草 30g，女贞子 15g，炙甘草 5g。取 7 剂，日 1 剂，水煎服。

二诊：3 月 25 日。服上方 7 剂后，手足心热减退，继服原方 8 剂，经水如期而至。

随访半年未复发。

（孙红，王祖龙．褚玉霞妇科脉案良方［M］．北京：中国协和医科大学出版社，2018.）

第二节 月 经 过 多

月经量较既往明显增多，或每次行经总量超过 80ml，而周期、经期基本正常，称为"月经过多"，亦称"月水过多"或"经水过多"。

西医学中排卵障碍性异常子宫出血，可参照本病治疗。

一、辨病

经量异常，比以往明显增多，但周期、经期基本正常。

临床常需与崩漏相鉴别，崩漏出血无周期性，同时伴出血时间长，淋漓不止，而月经过多仅见阴道出血量多，月经周期、经期基本正常。此外，尚需排除血液病、应用抗凝治疗、子宫内膜息肉、黏膜下肌瘤等所致月经过多。

二、病因病机

本病以冲任不固、经血失于制约为主要病机，常见病因有气虚、血热、血瘀。气虚则冲任不固，血失统摄；血热则热扰冲任，迫血妄行；血瘀则瘀阻冲任，血不归经，均致月经量多。

三、辨证论治

月经过多首辨气虚、血热、血瘀，通过月经色、质的变化，结合全身证候及舌脉辨证。伴经色淡红、质清稀，或兼有神疲体倦、气短懒言等多属气虚；伴经色鲜红或深红、质黏稠，或兼有口渴心烦、尿黄便结等属血热；伴经色紫暗、有血块，或兼有经行腹痛、舌紫暗或有瘀点等属血瘀。

　　本病的治疗原则是"急则治标，缓则治本"，经期重在固冲调经以治标，平时重在调理气血以治本。慎用温燥走而不守之品，以免动血耗血。

　　1. 气虚

　　证候：经行量多，色淡红，质清稀为主症；常伴神疲体倦，气短懒言，小腹空坠，面色㿠白；舌淡，苔薄，脉细弱。

　　证候分析：气虚则冲任不固，经血失约，故经行量多；气虚火衰不能化血为赤，故经色淡红，质清稀；气虚中阳不振，营精失养，故神疲体倦，气短懒言；气虚推动无力，清阳下陷，故小腹空坠；气虚阳气不布，故面色㿠白。舌淡，苔薄，脉细弱，均为气虚之象。

　　治法：补气摄血固冲。

　　方药：举元煎（人参、黄芪、白术、升麻、炙甘草）。

　　若值经期，伴见经血量多者，酌加棕榈炭、茜草炭、藕节炭固涩止血；伴见经期过长，或经行有块，或下腹痛者，酌加益母草、三七、蒲黄、五灵脂化瘀止血止痛。若平素见腰腹冷痛，大便溏薄者，为脾肾两虚，酌加补骨脂、鹿角霜，经期可加炒杜仲、炒艾叶温补脾肾，固涩止血。

　　2. 血热

　　证候：经行量多，色鲜红或深红，质黏稠，或夹小血块为主症；常伴心烦口渴，小便黄，大便秘结；舌红，苔黄，脉滑数。

　　证候分析：阳热内盛，扰及血海，乘经行之际，迫血下行，故经行量多；血为热灼，则经色鲜红或深红，质黏稠；热灼日久伤津，脉道失充，血行不畅，故夹小血块；血热扰心则心烦；血热伤津则口渴，大便秘结；热灼膀胱，故小便短黄。舌红，苔黄，脉滑数，均为热盛于里之象。

　　治法：清热凉血，固冲止血。

　　方药：保阴煎（生地黄、熟地黄、黄芩、黄柏、白芍、山药、续断、甘草）加地榆、茜草、马齿苋。

　　若见经血夹小血块者，经期酌加蒲黄炭、五灵脂、三七化瘀止血。平素若伴见口干、口渴、咽燥者，酌加沙参、麦冬、天冬、天花粉养阴生津止渴；伴见气短懒言，倦怠乏力，或心悸少寐者，酌加黄芪、党参、白术以健脾益气。若外感热邪化火成毒,见经血臭秽,发热恶寒,少腹硬痛拒按,酌加金银花、败酱草、虎杖、红藤以清热解毒。

3. 血瘀

证候:经行量多,色紫黑,有血块为主症;或伴经行时间延长;常伴经行腹痛,或平时小腹胀痛;舌紫暗或有瘀点,脉涩。

证候分析:瘀血阻滞冲任,新血不得归经,故经行量多;瘀血凝结不散,则经色紫黑,有血块;瘀阻胞络,新血难安,溢出脉外,故经行时间延长;瘀阻冲任,"不通则痛",故经行腹痛,或平时小腹胀痛。舌紫暗或有瘀点,脉涩,均为瘀血阻滞之征。

治法:活血化瘀止血。

方药:失笑散(蒲黄、五灵脂)加益母草、三七、茜草。

若见经行腹痛甚者,经期酌加延胡索、制没药、香附理气止痛;若平素或经期见小腹冷痛者,酌加炮姜炭、艾叶炭温经止血;若瘀而化热,致经色鲜红或深红者,酌加地榆炭、苎麻根、侧柏炭凉血止血。

四、特色疗法

体针 取关元、三阴交、足三里、血海、阳陵泉、合谷、隐白等穴,从月经来潮 14 天前开始至月经来潮进行针刺治疗,每天 1 次,每次留针 20～30 分钟,连续治疗 3 个月经周期,适用于气虚证患者。

五、预防调护

本病多因失血过多导致气血亏虚,严重影响身体健康,故应针对病因及早诊治。若病程过长,可发展为崩漏,反复难愈。

调畅情志,避免精神刺激。注意饮食,少食辛辣温燥之品。经期应注意休息,不易过度劳累。避免各种宫腔内操作,禁经期同房。

六、案例

刘某,女,34 岁,已婚。

月经量多,行经日久,已数月。此次带经已 7 日,仍淋漓不止,量多色淡,清稀如水,小腹空坠,腰酸胫软,时或头晕,怔忡气短,神疲嗜睡,面色萎黄虚浮,下肢浮肿厥冷。舌质淡,苔薄白,脉沉细无力。

中医辨证：脾肾两虚。

治法：补肾健脾，固冲摄血。

方药：野党参 15g，炙黄芪 15g，山萸肉 12g，炒杜仲 12g，桑寄生 12g，陈阿胶 9g（烊化冲服），炒白芍 9g，棕榈炭 9g，海螵蛸 9g，鹿角霜 9g，艾叶炭 6g，炒地榆 12g，益母草 9g。4 剂，水煎服。

二诊：经量显减，尚有点滴未净，腹坠痛已去，肢肿渐消，仍感腰酸，倦怠无力，脉沉细无力，两尺亦弱，舌质淡，苔薄白。继守前法，给予中药太子参 24g，炒杜仲 12g，桑寄生 12g，菟丝子 12g，川续断 12g，山萸肉 12g，怀山药 12g，鹿角霜 12g，炙黄芪 15g，乌贼骨 12g，生侧柏叶 9g，炒地榆 12g。4 剂，水煎服。

继用前法化裁服半月余，月经正常来潮，血量正常。

（哈荔田.哈荔田妇科医案医论选［M］.北京：中国医药科技出版社,2014.）

第三节 经 期 延 长

月经周期基本正常，行经时间超过 7 天，甚或淋漓半月方净者，称为"经期延长"，又称"月水不断""经事延长"等。

西医学中排卵障碍性异常子宫出血所致经期延长，可参照本病治疗。

一、辨病

经期异常，超过 7 天，甚至淋漓半月，或同时伴有月经量增多。

临床常与崩漏相鉴别。漏下者阴道淋漓出血不净，可持续数十日甚或数月不净，周期严重紊乱，本病行经时间虽在 7 天以上，但在 2 周之内可自行停止，周期正常，基础体温检测也可助于鉴别。此外，尚需排除子宫内膜息肉、黏膜下肌瘤、子宫腺肌病等所致月经周期延长。

二、病因病机

本病主要病机为气虚冲任不固，经血失约；或虚热内生，搅扰冲任,血海不宁;或湿热蕴结冲任,扰动血海;或瘀阻冲任胞宫、血不循经,均致经期延长。常见辨证分型为气虚、虚热、湿热、血瘀。

三、辨证论治

经期延长首辨虚、热、瘀,通过月经期、量、色、质的变化,结合全身证候及舌脉辨证。伴月经量多、色淡、质稀,或兼有倦怠乏力、气短懒言等属气虚;伴月经量少、色鲜红、质稠,或兼有潮热颧红、手足心热等属阴虚血热;伴月经量少或常、色暗、质黏稠,或兼有带下量多、色赤白或黄等属湿热蕴结;伴月经量多或少,经色紫暗,有块,或兼有经行下腹疼痛、拒按,舌紫暗或有瘀点等属血瘀。

本病治疗原则以固冲调经止血、缩短周期为大法,重在经期调治。气虚者补气摄血,阴虚血热者养阴清热,湿热蕴结者清热祛湿,瘀血阻滞者活血通滞。不可概投固涩之剂,犯虚虚实实之戒。

1.气虚

证候:行经时间延长,量多,色淡红,质清稀为主症;常伴肢倦神疲,气短懒言,面色㿠白;舌淡,苔薄,脉缓弱。

证候分析:气虚冲任不固,经血失于制约,故行经时间延长,量多;气虚火衰不能化血为赤,故经色淡红,质清稀;气虚中气不足,故肢倦神疲,气短懒言;气虚阳气不布,故面色㿠白。舌淡,苔薄,脉缓弱,则为气虚之征。

治法:补气摄血,固冲调经。

方药:举元煎(人参、黄芪、白术、升麻、甘草)加阿胶、艾叶、海螵蛸。

经期伴见经量多者,酌加生牡蛎、五味子、棕榈炭收敛止血;伴见经行腹痛、经血夹块者,酌加三七、茜草根、血余炭化瘀止血。平素若见头晕心悸,失眠多梦,酌加制首乌、龙眼肉、熟地黄滋阴补血;若见腰膝酸痛,头晕耳鸣者,酌加续断、桑寄生、补骨脂、覆盆子补肾固精,固肾止血;若见食少纳呆,酌加砂仁、陈皮醒脾和胃。

2.阴虚血热

证候:行经时间延长,量少,经色鲜红,质稠为主症;常伴咽干口燥,潮热颧红,手足心热,大便燥结;舌红,苔少,脉细数。

证候分析:阴虚血热,热扰冲任,冲任不固,经血失约,故行经时间延长;血为热灼,耗津伤液,故量少,经色鲜红,质稠,咽干口燥;阴虚内热,故潮热颧红,手足心热;虚火灼津,津液不能下行,则大便燥结。舌红,苔少,脉细数,均为虚热之征。

治法:养阴清热,凉血调经。

方药:两地汤(生地黄、地骨皮、玄参、麦冬、阿胶、白芍)合二至丸(女贞子、旱莲草)。

伴月经量少者,经期酌加熟地黄、丹参滋阴养血。平素若伴潮热不退者,酌加白薇、地骨皮清退虚热;若伴倦怠乏力,气短懒言者,属气阴两虚,酌加党参、黄芪、山茱萸气阴双补止血;若伴咽干口渴者,酌加麦冬、石斛养阴生津。

3. 湿热蕴结

证候:行经时间延长,量不多,或经色暗,质黏稠为主症;常伴带下量多,色赤白或黄;或伴下腹灼痛;舌红,苔黄腻,脉滑数。

证候分析:湿热蕴结冲任,扰动血海,血海失宁,故行经时间延长;湿热日久蕴结,酿为瘀热,瘀热阻滞,故经量不多,经色暗,质黏稠;湿热蕴结下焦,损伤带脉,故带下量多,色赤白或黄;日久瘀阻,"不通则痛",则下腹灼痛;舌红,苔黄腻,脉滑数,为湿热蕴结之征。

治法:清热祛湿,止血调经。

方药:四妙散(薏苡仁、牛膝、黄柏、苍术)加三七、苎麻根、地榆炭。

平素若下腹灼痛者,酌加忍冬藤、红藤、蒲黄、五灵脂清热活血止痛;若带下量多者,酌加车前子、芡实清热祛湿。

4. 血瘀

证候:行经时间延长,量或多或少,经色紫暗有块为主症,常伴经行小腹疼痛拒按;舌紫暗或有瘀点,脉弦涩有力。

证候分析:瘀血阻于冲任胞脉,瘀血不去,新血不能循经,故行经时间延长,量或多或少;瘀血阻滞,气血运行不畅,"不通则痛",故经色紫暗有块,经行小腹疼痛拒按。舌紫暗或有小瘀点,脉涩有力,皆为血瘀之征。

治法:活血祛瘀,固冲止血。

方药:桃红四物汤(生地黄、当归、白芍、川芎、红花、桃仁)合失笑散(蒲黄、五灵脂)。

若小腹冷痛者,酌加炮姜、小茴香温经化瘀;若口渴心烦,大便干结,舌暗红,苔薄黄者,属瘀热之征,经期酌加黄芩、益母草清热化瘀止血。

四、特色疗法

体针 取关元、天枢、气海、足三里、三阴交、隐白等穴,从月经来潮第 5 天开始进行针刺治疗,每天 1 次,每次留针 20~30 分钟,每个月经周期治疗 5~7 次,连续治疗 3 个月经周期,适用于气虚证患者。

五、预防调护

本病及早诊治,预后尚好。由于经期持续时间长,往往给患者生活带来不便,严重者影响受孕或孕后易于流产。若合并月经过多,可转为崩漏,反复难愈。

调畅情志,避免七情过极;经前、产褥期注意阴部卫生,禁止房事,不易重体力劳动及剧烈运动;避免各种宫腔内操作。

六、案例

高某,女,37 岁,已婚。

行经时间延长 2 个月,患者既往月经正常,3 个月前因经期郁怒而行经时间延长,每次行经需十一二日方净,但周期、经量尚正常,已连续 2 个月经周期。末次月经 5 月 8 日,持续至今未净,初始经量正常,色暗红,至六七日开始量少淋漓,色暗或深褐色,偶有小血块;伴小腹隐痛,口渴,纳可,二便调。舌质紫暗,苔少,脉弦细略滑。

中医辨证:血瘀证。

治法:活血祛瘀,止血调经。

方药:熟地黄 25g,生地黄 25g,当归 15g,白芍 15g,川芎 10g,益母草 15g,牡丹皮 10g,地榆 25g,桃仁 10g,甘草 10g。6 剂,水煎服。

二诊:服药 5 天后阴道流血停止,经期 15 天,现已净 5 天,自觉气短乏力,余无不适。舌质暗红,苔少,脉沉弦细。上方去地榆、益母草,加丹参 15g、菟丝子 20g、枸杞子 20g、柴胡 10g、香附 10g,疏肝养血,活血调经。8 剂,水煎服。

三诊:月经于 6 月 6 日来潮,经量正常,经前乳房胀痛,经行缓解。现为月经周期第 3 天,无明显不适。舌质淡红,少苔,脉弦滑细。上方加益母草 15g、三七 3g(冲服)、蒲黄 10g(冲服),4 剂,于经期第 4 天开始服用,以活血止血。

四诊:用药后月经于 6 月 13 日停止,经期缩短为 7 天,恢复正常。

(凌霞.妇科圣手杨宗孟临床 56 年经验集[M].北京:中国中医药出版社,2016.)

第四节　经间期出血

月经周期基本正常,在两次月经之间,即氤氲之时,出现周期性少量出血者,称为经间期出血。

西医学排卵期出血可参照本病治疗,若出血量增多,出血期延长、失治误治则常可发展为崩漏。

一、辨病

本病以两次月经中间(12 ~ 16 天),即氤氲之时,出现有规律的少量出血,持续 1 ~ 3 天为特点。或伴有明显腰酸,少腹一侧或两侧胀痛,带下增多,色白质黏如蛋清样。

妇科检查可见宫颈黏液透明呈拉丝状夹有血丝或有赤白带下。测量基础体温,多见低、高温相交替时出血,当基础体温升高,出血停止,亦有高相时继续出血;此期血中雌、孕激素测定水平偏低。

二、病因病机

经间期是继经后期由阴转阳、由虚至盛之时期,此时精化为气,阴转为阳,氤氲之状萌发,"的候"(排卵)到来,这是月经周期中一次重要的转化。若体内阴阳调节功能正常者,自可适应此种变化,无特殊证候。若肾阴不足,或由湿热内蕴,或瘀阻胞络,当阳气内动之时,阴阳转化不协调,阴络易伤,损及冲任,血海固藏失职,血溢于外,酿成经间期出血。

三、辨证论治

经间期出血的辨证要点是根据出血的量、色、质,结合全身症状与舌脉辨虚实。若出血量少,色鲜红,质黏者,多为肾阴虚证;若出血量稍多,赤白相兼,质稠者,多为湿热证;若出血量时多时少,色暗红,或紫黑如酱,则为血瘀证。

治疗原则以平衡阴阳为主,重在促进阴阳的顺利转化。根据阴阳互根的关系,要注意阳中求阴,补阴不忘阳。治疗时机重在经后期,一般以滋肾养血为主,热者清之,湿者除之,瘀者化之。出血时适当配伍一些固冲止血药。

1. 肾阴虚

证候:经间期出血,量少,色红,质稠,头昏腰酸为主症,或伴手足心热,夜寐不熟;舌红,苔少,脉细数。

证候分析:肾阴不足,在氤氲之际,虚火与阳气相搏,损伤阴络,则出血,量少,色红、质稠;肾阴亏损,髓海不足,外府失荣,则头昏腰酸;虚热外迫,则手足心热;水火不济,则夜寐不熟;舌红,苔少,脉细数,为肾阴虚弱之象。

治法:滋阴清热,固冲止血。

方药:两地汤(生地黄、地骨皮、玄参、白芍、麦冬、阿胶)合二至丸(女贞子、旱莲草)。

若心肝郁火,症见胸闷烦躁、情志不畅,酌加醋柴胡、黑栀子疏肝解郁,清热凉血。若阴虚及阳或阴阳两虚,症见经间期出血量稍多,色淡红,无血块,头昏腰酸,神疲乏力,大便溏薄,尿频,舌质淡红,苔白,脉细。治宜益肾助阳,固摄止血,方用大补元煎(人参、山药、熟地黄、杜仲、当归、山茱萸、枸杞、炙甘草)。

2. 湿热

证候:经间期出血,量或多或少,色红质黏稠,胸闷烦躁为主症,或伴小腹时有胀痛,平素带下量多,质黏色黄;舌红,苔黄腻,脉滑数。

证候分析:湿热内盛,氤氲期阳气内动,引动湿热,迫血妄行,故经间期出血,量多;湿热内蕴,与血相结,冲任气血运行不畅,则量少,小腹时有胀痛;湿热与血相搏,则色红,质黏稠;湿热中阻,则胸闷烦躁;

湿热下注,则带下量多,质黏,色黄。舌红,苔黄腻,脉滑数,为湿热内蕴之象。

治法:清热利湿,固冲止血。

方药:清肝止淋汤(生地黄、当归、白芍、黄柏、黑豆、牡丹皮、香附、牛膝、阿胶、红枣)去阿胶、红枣,加茯苓、炒地榆。

出血多时,宜去牛膝、当归,加侧柏叶、荆芥炭;带下多则加马齿苋、椿根皮;湿盛加薏苡仁、苍术等。

3.血瘀

证候:经间期出血,量少,色紫暗,有血块为主症;或伴小腹胀痛或刺痛,胸闷不舒;舌紫暗或有瘀点,脉涩有力。

证候分析:瘀血阻滞冲任胞宫,氤氲之时,阳气内动,引动瘀血,血不归经,则经间期出血;瘀血内停,血行不畅,则量少,色紫暗,有血块;瘀血内阻,气机不畅,则小腹胀痛,胸闷不舒。舌紫暗或有瘀点,脉涩有力,为瘀血停滞之象。

治法:活血化瘀,止血固冲。

方药:逐瘀止血汤(大黄、赤芍、桃仁、牡丹皮、当归尾、枳壳、生地黄、龟板)。

若出血偏多时,宜去赤芍、当归,加失笑散(蒲黄、五灵脂);少腹痛甚则加延胡索、香附;夹湿热者,加薏苡仁、红藤、败酱草、延胡索;兼脾虚纳呆、脘腹胀满,去生地黄、桃仁、大黄,加木香、陈皮、砂仁;兼肾虚,腰膝酸软、头晕耳鸣,加续断、桑寄生、山药、菟丝子。

四、特色疗法

1.单验方

(1)鲜藕60g,侧柏叶60g,打碎取汁,陈酒送服,适用于湿热证出血。

(2)天冬250g,麦冬250g,乌贼骨250g,浓煎去渣,炼蜜成膏,每服10~15ml,每日2次,适用于肾阴亏虚证。

2.针刺疗法 取穴:膈俞、血海、三阴交、隐白。用法:前三者用泻法,垂直进针,慢插快提,留针10~15分钟。亦可隐白点刺放血。适用于血瘀型经间期出血。

五、预防调护

经间期出血，由于阴精的不足，氤氲之时，重阴转阳，转化不顺利，影响子宫、冲任固藏，故出现经间期出血，若阳气不能恢复则出血可延续到经前期；反复出血，病情缠绵者，治疗不及时可引起月经周期紊乱，月经淋漓不尽，甚或崩漏、不孕症等。

出血期间应适当休息，避免过度劳累，保持外阴局部清洁，严禁性生活，防止感染。饮食宜清淡富有营养之品，忌滋腻辛燥食物。注意调节情绪，保持心情舒畅，加强体质锻炼。

六、案例

李某，女，24岁，门诊简易病历。

初诊日期：1974年12月25日。主诉：阴道少量出血已3天。现病史：近3天时值月经中期，阴道有少量出血，经某医院诊断为排卵期出血。经前期半个月即感外阴明显瘙痒，口干渴，月经周期先后不定，经前腹痛，行经第1天腹痛较为剧烈，会阴及肛门部发胀。舌象：舌尖红，苔薄黄。脉象：弦滑。西医诊断：排卵期出血。中医辨证：湿热下注，热伤血络。治法：清热利湿，行气活血。方药：瞿麦四钱、萹蓄三钱、木通一钱、车前子三钱、赤白芍各一钱、萆薢四钱、延胡索二钱、川楝子三钱、柴胡一钱、荆芥穗一钱半。治疗经过：本方共服4剂，阴道出血已止。以后随访观察，未再发现月经中期出血现象。

（北京中医医院，北京市中医学校.刘奉五妇科经验[M].北京：人民卫生出版社，2006.）

第五节 崩 漏

崩漏是指经血非时暴下不止或淋漓不尽，前者谓之崩中，后者谓之漏下。崩与漏出血情况虽不同，然二者常交替出现，且其病因病机基本一致，故概称崩漏。

西医学排卵障碍性异常子宫出血可参照本病治疗。

一、辨病

本病主要指月经不按周期妄行，出血量多，如山之崩，或量少，淋漓漏下不止。出血情况可有多种表现形式，如停经数月而后骤然暴下，继而淋漓不断；或淋漓量少累月不止，突然又暴下量多如注；或流血时断时续、血量时多时少。常常继发贫血，甚至发生失血性休克。

卵巢功能及激素测定可协助诊断；妇科检查、B 超、MRI、宫腔镜等辅助检查，可协助排除生殖器肿瘤、炎症或全身性疾病（如再生障碍性贫血等）等引起的阴道出血，可以根据病情需要选做。

二、病因病机

崩漏病变涉及冲、任二脉及肝、脾、肾三脏，证候有虚有实，病机可以概括为热、虚、瘀三个方面。发生的主要机制是冲任损伤，不能固摄经血，以致经血从胞宫非时妄行。常见的病因有素体阳盛，外感热邪，过食辛辣，致热伤冲任，迫血妄行；或情志抑郁，肝郁化火，致藏血失常；或七情内伤，气机不畅，或瘀血阻滞冲任，血不归经发为崩漏；或忧思劳倦过度，损伤脾气，统摄无权，而致冲任不固；或肾阳亏损，失于封藏，使冲任不固，或肾阴不足致虚火动血，而成崩漏。

崩漏为经乱之甚，崩漏为病，虽与所有血证一样，可概括为虚、热、瘀的机理，但由于脏腑相生相克，脏腑、气血、经络密切相关，又病程日久，易于反复，故崩漏的发生和发展常气血同病、多脏受累、因果相干。无论病起何脏，"四脏相移，必归脾肾"，终致肾脏受病。又无论何因导致崩漏日久，由于失血耗气伤阴，离经之血为瘀，均可不同程度地存在气阴虚夹瘀的病机。崩漏的病机错综复杂，其病本在肾，病位在冲任，变化在气血，表现为子宫藏泻无度，故临证要注意兼夹证。

三、辨证论治

临证首辨出血期还是止血后。一般而言，出血期多见标证或虚实夹杂证，当根据血证呈现的量、色、质特点，初辨其证之寒、热、虚、实；血止后常显本证或虚证。虚者多因脾虚、肾虚；实者多因血热、血瘀。经血非时暴下，量多势急，继而淋漓不止，色鲜红或深红，质稠者，多属热证；经血非时暴下或淋漓不尽，色淡质稀，多属虚证；经血非时而至，时崩时闭，时出时止，时多时少，色紫暗有块者，多属瘀证。临证时尚需结合全身脉证和必要的检查综合分析。

崩漏的治疗，多根据发病的缓急和出血的新久，本着"急则治其标，缓则治其本"的原则，灵活掌握和运用塞流、澄源、复旧的治崩三法。

塞流：即是止血，用于暴崩之际，急当塞流止血防脱，首选补气摄血法。如：用生脉散或参附汤，同时针刺人中、合谷、断红穴，艾灸百会、神阙、隐白穴。血势不减者，宜输血救急。血势减缓者应按不同证型塞流与澄源并进，采用健脾益气养血、养阴清热止血、养血化瘀止血等法。出血暂停或已止，则谨守病机，行澄源结合复旧之法。

澄源：即正本清源，亦是求因治本，是治疗崩漏的重要阶段。一般用于出血缓解后的辨证论治。切忌不问缘由，概投寒凉或温补之剂，或专事炭涩，致犯虚虚实实之戒。

复旧：即固本善后，是巩固崩漏治疗的重要阶段，用于止血后固本善后，调整月经周期，或促排卵。治法或补肾，或扶脾，或疏肝。

治崩三法，各不相同，但又不可截然分开，临证中必须灵活运用。塞流须澄源，澄源当固本，复旧要求因。三法互为前提，相互为用，各有侧重，但均贯穿辨证求因精神。具体论治崩漏，应当分清出血期和止血后的不同进行辨证论治，出血期以塞流、澄源为主，止血后以复旧为主，兼顾澄源。

1. 脾虚

证候：经血非时暴下不止，或淋漓日久不尽，血色淡，质清稀，面色㿠白，神疲气短为主症，或伴面浮肢肿，小腹空坠，四肢不温，纳呆便溏；舌质淡胖，边有齿印，苔白，脉沉弱。

证候分析：脾虚中气虚弱，甚或下陷，则冲任不固，血失统摄，故经血暴下或淋漓不尽；气虚火不足，故经色淡、质清稀；神疲气短，小腹空坠，舌淡胖，脉细弱，均为脾虚气弱之征。

治法：补气摄血，固冲止崩。

方药：安冲汤（黄芪、白术、生地黄、白芍、续断、海螵蛸、茜草、龙骨、牡蛎）。

若气虚运血无力，则易于停留成瘀，常加三七、益母草或失笑散

（蒲黄、五灵脂）化瘀止血。

2. 肾虚

（1）肾阴虚

证候：经乱无期，出血量少，淋漓累月不止，或停闭数月后又突然暴崩下血，经色鲜红，质稍稠，头晕耳鸣，腰膝酸软为主症，或伴五心烦热，夜寐不宁；舌红，少苔或有裂纹，脉细数。

证候分析：肾水阴虚，冲任失守，故经乱无期，淋漓不止或暴崩下血；阴虚内热，故血色鲜红稍稠；头晕耳鸣，腰膝酸软，五心烦热，舌红少苔，脉细数，均为肾阴虚之象。

治法：滋肾益阴，固冲止血。

方药：左归丸（熟地黄、山药、山茱萸、枸杞、川牛膝、菟丝子、鹿角胶、龟甲胶）合二至丸（女贞子、旱莲草）。

若肾阴虚不能上济心火，或阴虚火旺，烦躁失眠，心悸怔忡，可加生脉散（人参、麦冬、五味子）、夜交藤、柏子仁，加强益气养阴、宁心止血之功。

（2）肾阳虚

证候：经乱无期，出血量多或淋漓不尽，或停经数月后又暴下不止，血色淡红或淡暗质稀，肢冷畏寒，腰膝酸软为主症，或伴面色晦暗，小便清长，夜尿多；眼眶暗，舌淡暗，苔白润，脉沉细无力。

证候分析：肾阳虚衰，阳不摄阴，封藏失司，冲任不固，故经乱无期，出血量多或淋漓不尽；肾阳虚血失温煦，故色淡红质稀；肢冷畏寒，舌淡暗，脉沉细，均为肾阳不足之征。

治法：温肾益气，固冲止血。

方药：右归丸（熟地黄、山药、山茱萸、枸杞、鹿角胶、菟丝子、杜仲、当归、肉桂、制附子）加党参、黄芪、三七。

若腰腿酸软，周身无力，加续断益肾强腰；久崩不止，出血色淡，量多，加大党参、生黄芪等量以益气固经。

3. 血热

（1）虚热

证候：经来无期，量少淋漓不尽或量多势急，血色鲜红为主症，或伴面颊潮红，烦热少寐，咽干口燥，便结，舌红，少苔，脉细数。

证候分析：阴虚内热，热扰冲任，经来无期，量少淋漓或量多势急；

热灼阴血,其色鲜红;面颊潮红,烦热少寐,口干便结,舌红少苔,脉细数,均为阴虚内热之征。

治法:养阴清热,固冲止血。

方药:生脉散(人参、麦冬、五味子)合两地汤(生地黄、玄参、麦冬、白芍、阿胶、地骨皮)。

若出血淋漓不止,久漏必有瘀,选加失笑散(蒲黄、五灵脂)、三七、益母草之类化瘀止血;若阴虚阳亢,烘热汗出,加龟甲、珍珠母育阴潜阳。

(2)实热

证候:经来无期,经血突然暴崩如注,或淋漓日久难止,血色深红,质稠,口渴烦热为主症,或伴便秘溺黄;舌红,苔黄,脉滑数。

证候分析:实热内蕴,损伤冲任,血海沸溢,迫血妄行,故经来无期,突然暴崩如注或淋漓日久难止;血为热灼,故血色深红质稠;口渴烦热,舌红苔黄,脉滑数,均为实热内蕴之象。

方药:清热固经汤(黄芩、焦栀子、生地黄、地骨皮、地榆、生藕节、阿胶、棕榈炭、龟甲、牡蛎、生甘草)。

若兼见心烦易怒,胸胁胀痛,口干苦,脉弦数,加柴胡疏肝,夏枯草、龙胆草清泻肝热;兼见少腹或小腹疼痛,或灼热不适,苔黄腻者,加黄柏、忍冬藤、连翘、茵陈清热利湿,去阿胶之滋腻。

4.血瘀

证候:经血非时而下,量时多时少,时出时止,或淋漓不断,或停闭数月又突然崩中,继之漏下,经色暗有血块为主症,或伴小腹疼痛或胀痛;舌质紫暗或尖边有瘀点,脉弦细或涩。

证候分析:冲任、子宫瘀血阻滞,新血不安,故经血非时或淋漓不断;离经之瘀时聚时散,故出血量时多时少,时出时止或崩闭交替;瘀阻冲任、子宫,不通则痛,故小腹疼痛;舌质紫暗或尖边有瘀点,脉弦细或涩,均为血瘀之征。

治法:活血化瘀,固冲止血。

方药:逐瘀止血汤(生地黄、大黄、赤芍、牡丹皮、当归尾、枳壳、龟甲、桃仁)。

5.血止后治疗

(1)辨证论治:寒热虚实均可导致崩漏,针对病因病机进行辨证论治以复旧。可参照出血期各证型辨证论治,但应去除各方中的止血药。

（2）中药人工周期疗法:对青春期、生育期患者的复旧目标,主要是调整肾-天癸-冲任-胞宫生殖轴,以调整月经周期或同时建立排卵功能。常可采用以补肾为主的中药人工周期疗法:分别按经后期滋肾养血、经间期补肾活血、经前期调补肾阴阳和补肾疏肝、行经期活血化瘀通经,进行序贯治疗,一般连用3个月经周期以上,可望恢复或建立正常的月经周期,有的可建立恢复排卵功能,经调子嗣而病愈。

四、特色疗法

贴脐疗法 生地黄、地骨皮各15g,黄芩、黑栀子、炙龟甲、煅牡蛎各12g,牡丹皮10g。上药共研细末,醋调如泥,敷于肚脐部,纱布覆盖,胶布固定。每天换药4次。主治血热型崩漏。

当归、川芎、肉桂、炙甘草各15g,蒲黄、乳香、没药、五灵脂各7.5g,赤芍3g,益母草10g,血竭（另研）1.5g。上药（除血竭外）共碾为细末,贮瓶备用。血竭另研备用。临用时取药末适量（20～30g）与血竭0.5g混合拌匀,加入热酒调和成厚膏,将药膏贴在患者脐孔上,外以纱布覆盖,胶布固定。每天换药1次,至出血干净方可停药。本方适用于血瘀型崩漏。

五、预防调护

崩漏的预后与发育和治疗相关。青春期崩漏随发育渐成熟,肾-天癸-冲任-胞宫生殖轴协调,最终可建立正常排卵的月经周期;少数发育不良或治疗不规范者,易因某些诱因而复发。生育期崩漏,正值排卵旺盛期,有部分病者有自愈趋势,大多可恢复或建立正常排卵,达到经调而后子嗣。亦有少数患者,子宫内膜长期增生过长伴发不孕症,有转变为子宫内膜腺癌的危险。更年期崩漏疗程相对较短,止血后健脾补血消除虚弱症状,少数须手术治疗或促使闭经以防复发。并注意排除恶性病变。

日常防护要重视经期卫生,防止生殖道感染,采取有效的避孕措施,尽量避免或减少宫腔操作及手术;早期治疗月经过多、经期延长、月经先期等出血倾向的月经病,以防发展成崩漏;出血期间避免重体力劳动,必要时卧床休息,保持充足睡眠;增加饮食营养,宜清淡,忌生冷辛辣;注意调节情志,避免过度精神刺激。

六、案例

胡某，34岁，已婚。患者月经17岁初潮即伴有痛经。婚后经期偏早，而连绵日久方停，逐渐形成崩漏，有时经水超早半月，又如淋漓半月而无净期，兼有黄带连绵，曾行刮宫术，术后量不见减。某医院又曾建议子宫切除，本人不愿而要求服中药。诊时，经淋已20余日未停，头眩心虚，腰酸肢楚，内热口烘，望其面色，颧红目肿，切脉芤而带数，舌苔黄腻。询其傍晚有否怕冷现象，彼谓："平时素来怕冷，而午后出现潮热。"乃诊断为阴虚火旺型崩漏。治用壮水制火法。潞党参9g，当归身6g，生地黄9g，白芍9g，山萸肉9g，女贞子9g，焦白术6g，青蒿6g，盐水炒黄柏9g，蒲黄炭9g，大黄炭3g，陈皮6g。上方服4剂后，淋漓已停，而黄带连绵，乃用健脾束带法，服后带下亦减，先后调理1年，经水已趋正常，隔3年后，随访，3年来经水已准，痛经亦减，未有崩漏现象。证明已获得长期疗效。

按语：崩漏初起，以有热有瘀的病因占多数，《素问·阴阳别论》谓"阴虚阳搏谓之崩"。阴虚则阳亢，阳亢盛则迫血妄行，下注成崩，崩漏日久，流血日多，固未有不气血亏损，奇经不固者，此时应补养固脱为主，以补充气血，巩固奇经，增强摄血能力，塞流止血。但往往有久病用此法无效者，其关键即在是否尚有残瘀未清，如有瘀邪，纵用补涩法，无济于事，必须于补涩之中酌加清理瘀热之品，方能中鹄。《济阴纲目》眉批中谈及治崩漏要法："愚谓止涩之中，须寓清凉，而清凉之中，又须破瘀解结。"朱老在此种情况下，常选用大黄炭、蒲黄炭、震灵丹（禹余粮、紫石英、代赭石、赤石脂、乳香、没药、五灵脂、朱砂）、益母草、参三七末等药，其中尤以大黄炭的疗效最佳。大黄有将军之称，因其取效峻快，力猛性霸，不敢轻用于体质较弱者，此乃指生大黄而言。至于大黄炭用量从0.3～3g，有清热凉血、祛瘀行滞的功能，能推陈致新，引血归经，而并无腹痛便泻的副作用。张璐《张氏医通》中，其止血所用十灰散，即以本品为君，极有卓见。朱老常对崩漏日久而身体虚弱，如尚有瘀热残邪未清，用补涩药无效者，于补养药中加入大黄炭一味（患者兼有便秘可用至4.5g），每能应手而止。

本例患者患崩漏十余年，阴虚血少，身体虚弱，有头眩心虚等征象;但亦不能忽视其虚况,如内热口燥,颧红潮热,脉象虽芤而数,舌苔黄腻。所以用党参、白术、陈皮补气健脾,当归、生地黄补血,白芍、山萸肉、女贞子滋养肾阴外,复用青蒿、黄柏清其余热,蒲黄炭、大黄炭清热祛瘀,攻补兼施,崩见停。候内部已无余邪,始用补养之品调理,巩固疗效,并恢复健康。

(朱南孙,朱荣达.朱小南妇科经验选[M].北京:人民卫生出版社,1981.)

第六节 月 经 后 期

月经周期延后7天以上,甚至3~5个月一行,连续出现3个周期及以上,称为"月经后期",亦称"经行后期""月经延后""经迟"等。若偶尔延后一次或仅延后三五天,或青春期月经初潮后1年内,或围绝经期,周期时有延后,而无其他证候者,均不作月经后期论。

西医学中功能失调性子宫出血、多囊卵巢综合征出现月经延后,可参照本病治疗。月经后期若伴月经过少,常可发展为闭经。

一、辨病

本病以月经稀发为主要特点,表现为周期延后超过7天,甚至3~5个月一行,但不超过半年,可伴有经量及经期的异常,连续出现3个月经周期及以上。

临床常与早孕相鉴别,早孕者可有早孕反应,测尿妊娠试验阳性,或血人绒毛膜促性腺激素(human chorionic gonadotropin, HCG)升高,B超检查可见宫内有孕囊。月经后期则无上述表现,且多伴月经不调史。

同时还需与妊娠期出血病证相鉴别,若以往月经正常,此次出现月经周期延后未潮,伴阴道出血,出血量、色、质不同于往常,应注意与妊娠病中胎漏、胎动不安、堕胎、小产、异位妊娠等相鉴别。

二、病因病机

本病主要发病机理分虚实两端,虚者多精血不足,冲任不充,血海不能按时满溢；实者多邪气阻滞胞脉，气血运行不畅，血海充盈延迟，均致月经周期延后，临床也常见虚实夹杂。常见分型有肾虚、血虚、血寒、气滞和痰湿。

三、辨证论治

月经后期首辨虚、实、寒、热，通过月经量、色、质的变化，结合全身证候及舌脉辨证。伴月经量少、色暗淡、质清稀，或兼有腰膝酸软、头晕耳鸣等属肾虚；伴月经量少、色淡红、质清稀，或兼有头晕眼花、心悸少寐等属血虚；伴月经量少、色淡红、质清稀，或兼有小腹隐痛、喜暖喜按等属虚寒；伴月经量少、色暗有块，或兼有小腹冷痛拒按、得热痛减等属实寒；伴月经量少、色暗红、夹血块，或兼有小腹胀痛、精神抑郁等属气滞；伴月经量少，经血夹杂黏液，或兼有形体肥胖、腹满便溏等属痰湿。

本病的治疗原则重在平时调补冲任或疏通胞脉以调经，虚者补之，实者泻之，寒者温之，滞者行之，痰者化之。临床可结合中药调周法进行调治，常需连续治疗数个周期。

1. 肾虚

证候：月经周期延后，量少，色暗淡，质清稀为主症；常伴腰膝酸软，头晕耳鸣，面色晦暗，或面部暗斑；舌淡，苔薄白，脉沉细。

证候分析：肾虚精亏血少，冲任不足，血海不能按时满溢，故月经周期延后，量少；肾气虚，火不足，血失温煦，故经色暗淡，质清稀；肾主骨生髓，脑为髓海，腰为肾之外府，肾虚则腰膝酸软，头晕耳鸣；肾主黑，肾虚则肾色上泛，故面色晦暗或面部暗斑。舌淡，苔薄白，脉沉细，皆为肾虚之征。

治法：补肾益气，养血调经。

方药：大补元煎（人参、山药、熟地黄、杜仲、当归、山茱萸、枸杞子、炙甘草）。

若肾气不足，日久伤阳，症见腰膝酸冷者，可酌加菟丝子、巴戟天、淫羊藿等以温肾阳，强腰膝；若月经延后过久者，酌加肉桂、牛膝温经活血，引血下行；若月经量少者，酌加紫河车、肉苁蓉、丹参养精血以行经；若带下量多清稀者，酌加鹿角霜、金樱子、芡实温肾固涩止带。

2. 血虚

证候:月经周期延后,量少,色淡红,质清稀,小腹空痛为主症;常伴头晕眼花,心悸少寐,面色苍白或萎黄;舌质淡红,苔薄,脉细弱。

证候分析:营血虚少,冲任不能按时充盛,血海不能如期满溢,故周期延后,量少;血虚赤色不足,精微不充,故经色淡红,质清稀;血虚胞脉失养,故小腹空痛;血虚不能滋养于头面,故头晕眼花,面色苍白或萎黄;血虚内不养心,故心悸少寐。舌淡,苔薄,脉细无力,皆为血虚之征。

治法:补血养营,益气调经。

方药:人参养荣汤(人参、白术、茯苓、炙甘草、当归、白芍、熟地黄、肉桂、黄芪、五味子、远志、陈皮、生姜、大枣)。

若月经量少者,去五味子,酌加丹参、鸡血藤养血活血;若经行小腹隐隐作痛者,重用白芍,酌加阿胶、香附养血和血。

3. 血寒

(1)虚寒

证候:月经周期延后,量少,色淡红,质清稀,小腹隐痛,喜暖喜按为主症;常伴腰酸无力,小便清长,大便稀溏;舌淡,苔白,脉沉迟或细弱。

证候分析:阳气不足,阴寒内盛,脏腑虚寒,气血生化不足,气虚血少,冲任不充,血海满溢延迟,故月经周期延后,量少;阳虚,血失温煦,故经色淡红,质清稀;胞中虚寒,胞脉失于温养,故经行小腹隐痛,喜暖喜按;阳虚肾气不足,外府失养,故腰酸无力;阳虚内寒,温运失职,膀胱失约,故小便清长,大便稀溏。舌淡,苔白,脉沉迟或细弱,为虚寒之征。

治法:温经散寒,养血调经。

方药:温经汤(当归、吴茱萸、桂枝、白芍、川芎、生姜、牡丹皮、半夏、麦冬、人参、阿胶、甘草)。

若经行小腹痛者,可酌加巴戟天、淫羊藿、小茴香温肾散寒。

(2)实寒

证候:月经周期延后,量少,色暗有块,小腹冷痛拒按,得热痛减为主症;常伴畏寒肢冷,或面色青白;舌质淡暗,苔白,脉沉紧。

证候分析:寒邪客于冲任,血为寒凝,冲任滞涩,血海不能按期满溢,故月经周期延后,量少;寒凝血滞,故经色暗有块;寒凝胞中,血行不畅，"不通则痛"，故小腹冷痛拒按，得热后气血稍通，故小腹得热痛减；寒为阴邪，易伤阳气，阳气不得外达，故畏寒肢冷，面色青白。舌质淡暗，苔白，脉沉紧，也为实寒之征。

治法：温经散寒，活血调经。

方药：温经汤（《金匮要略》：人参、当归、川芎、白芍、肉桂、莪术、牡丹皮、甘草、牛膝）。

若经行腹痛者，酌加小茴香、香附、延胡索散寒行气止痛；若月经量少者，酌加丹参、益母草、鸡血藤养血活血调经。

4.气滞

证候：月经周期延后，量少，色暗红或有血块，小腹胀痛为主症；常伴精神抑郁，经前胸胁、乳房胀痛；舌质正常或红，苔薄白或微黄，脉弦或弦数。

证候分析：气机郁结，血为气滞，冲任运行不畅，血海不能按时满溢，故月经周期延后，量少；气滞血瘀，故经色暗红或有血块；气机不畅，经脉壅滞，冲任失调，故小腹胀痛，精神抑郁，经前胸胁、乳房胀痛。脉弦也为气滞之征。若肝郁化热，则舌红，苔微黄，脉弦数。

治法：理气行滞，和血调经。

方药：乌药汤（乌药、香附、木香、当归、甘草）。

若小腹胀痛甚者，酌加莪术、延胡索以理气行滞止痛；若经量过少、有块者，酌加川芎、丹参、桃仁活血调经；若胸胁、乳房胀痛明显者，酌加柴胡、郁金、川楝子、王不留行以疏肝解郁，理气通络止痛。

5.痰湿

证候：月经周期延后，量少，经血夹杂黏液为主症；常伴形体肥胖，脘闷呕恶，腹满便溏，带下量多；舌淡胖，苔白腻，脉滑。

证候分析：痰湿内盛，滞于冲任，气血运行不畅，血海不能如期满溢，故月经周期延后，量少；痰湿下注胞宫，则经血夹杂黏液；痰湿阻滞中焦，气机升降、水液输布失常，故形体肥胖，脘闷呕恶，腹满便溏；痰湿流注下焦，损伤带脉，带脉失约，故带下量多。舌淡胖，苔白腻，脉滑，也为痰湿之征。

治法：燥湿化痰，活血调经。

方药：芎归二陈汤（陈皮、半夏、茯苓、甘草、生姜、川芎、当归）。

若脾虚食少，神倦乏力者，酌加人参、白术益气健脾；若脘闷呕恶者,酌加砂仁、木香、枳壳醒脾理气和胃;若白带量多者,酌加苍术、车前子、虎杖除湿止带。

四、特色疗法

隔姜灸 选取新鲜的姜片铺于双侧天枢和关元穴上,每穴灸 3 ~ 5 壮,隔日 1 次,每个月经周期灸 6 ~ 7 次,连用 3 个月经周期,经期忌用。适用于血虚寒凝证患者。

五、预防调护

本病常伴月经量少,及时得当治疗,预后良好,否则可发展为闭经。若育龄期患者,伴月经后期、量少,常可致不孕。

经前经期应注意调摄寒温;经期忌食寒凉,调畅情志,避免情绪刺激及剧烈运动;严格避孕措施,避免各种宫腔内操作,禁经期同房。

六、案例

曾某,女,29 岁,已婚。

月经周期延后半年余,患者平素月经周期 4 ~ 5/28 ~ 32。半年前出现月经周期延后,40 ~ 50 天一潮,经量少,色淡暗,经行小腹冷痛,得热痛减,腰膝酸软,口淡,大便烂,舌淡暗,苔白,脉沉细。

中医辨证:血寒证。

治法:扶阳祛寒调经。

方药:桂枝 10g,艾叶 10g,熟附子 10g,当归 15g,川芎 10g,熟地黄 20g,党参 20g,白术 15g,牛膝 12g,乌药 10g,补骨脂 10g,山茱萸 10g,巴戟天 10g,紫石英 10g,淫羊藿 10g,黄精 10g,五味子 6g,菟丝子 10g,炙甘草 10g。共 7 剂,水煎服,日 1 剂。

二诊:处方同上,共 14 剂。

服药后月经来潮,量较前增多,色暗红,小腹冷痛减轻,可忍受,舌红,苔白,脉细。嘱忌生冷寒凉之品,继服上方,两个月后复诊,月经 30 ~ 35 天一潮,经量增加,经行腹痛消失。

(高慧.全国名老中医高慧经带胎产杂病论[M].北京:中国中医药出版社,2018)

第七节 月经过少

月经周期正常，经量明显少于既往，或经期不足 2 天，甚或点滴即净者，称"月经过少"，亦称"经水涩少""经量过少"。

西医学卵巢储备功能低下、子宫发育不良等引起的月经过少可参考本病辨证治疗。

一、辨病

本病以经量较以往明显减少，甚或点滴即净，或经期不足 2 天，经量亦少为特点。月经周期可正常，也可伴周期异常，如与月经后期并见。可有失血史、长期口服避孕药史、反复流产或刮宫等病史。

性腺功能低下者，妇科检查可见子宫体大小基本正常或偏小。卵巢功能测定对性腺功能低下引起的月经过少有诊断意义；B 超检查、子宫碘油造影、宫腔镜检查对子宫内膜炎、刮宫术后、子宫内膜结核造成的宫腔粘连而导致的月经过少有诊断意义。

二、病因病机

本病发病机理有虚有实。虚者多因精亏血少，冲任血海亏虚，经血乏源；实者多由瘀血内停，或痰湿阻滞，冲任壅塞，血行不畅而月经过少。临床以肾虚、血虚、血瘀、痰湿为多见。病因病机虽有虚实之分，但临床以虚证或虚中夹实者为多，应掌握其病机转化，如肾阳虚、肾气不足均可致血瘀，即为肾虚血瘀；血虚气弱，亦可致瘀；肾阳不足，不能温煦脾阳，脾失健运，常可发为肾虚痰湿。本病伴见月经后期者，常可发展为闭经，临证应予以重视。

三、辨证论治

月经过少主要根据月经色、质的变化以及发病的情况进行辨证。如经色淡，质稀，多属虚证；经色紫暗有块，多属血瘀；经色淡红，质稀或黏稠，夹杂黏液，多属痰湿；如经量逐渐减少，多属虚证，若突然减少,多属实证。并结合兼证及舌脉进行辨证。

临床虚证多而实证少。治疗时,虚者重在滋养精血,精血充足,经量自充;实者活血通利,佐以温经、行气,或祛痰,慎不可妄投攻破之品,以免耗损精血,使经血难复。本病治疗疗程较长,尤其虚证及虚实夹杂证,可结合中药调周法进行治疗。

1. 肾虚

证候:经来量少,不日即净,或点滴即止,腰酸腿软,头晕耳鸣为主症,或伴血色淡暗,质稀,小便频数;舌淡,苔薄,脉沉细。

证候分析:肾气不足,精血亏虚,冲任气血衰少,血海满溢不多,故经量明显减少,或点滴即净,色淡暗质稀;精血衰少脑髓不充,故头晕耳鸣;肾虚腰腿失养,故腰酸腿软;肾虚膀胱失于温固,故小便频数。舌淡,苔薄,脉沉细,也为肾虚之征。

治法:补肾益精,养血调经。

方药:当归地黄饮(当归、熟地黄、山茱萸、杜仲、山药、牛膝、甘草)加紫河车、丹参。

若形寒肢冷者,酌加肉桂、淫羊藿、人参;夜尿频数者,酌加益智仁、桑螵蛸。

2. 血虚

证候:经来量少,不日即净,或点滴即止,经色淡红,质稀为主症,或伴头晕眼花,心悸失眠,皮肤不润,面色萎黄;舌淡,苔薄,脉细无力。

证候分析:气虚血少,冲任气血不足,血海满溢不多,故月经量少,不日即净,或点滴即止,经色淡红,质稀;血虚不能上荣清窍,故头晕眼花;血少心神失养,故心悸失眠;血虚外不荣肌肤,故面色萎黄,皮肤不润。舌淡苔薄,脉细无力,为血虚之征。

治法:补血益气调经。

方药:滋血汤(人参、山药、黄芪、茯苓、川芎、当归、白芍、熟地黄)。

若心悸失眠者,酌加炒酸枣仁、五味子;脾虚食少者,加鸡内金、砂仁。

3. 血瘀

证候:经行涩少,色紫黑有块为主症,或伴小腹刺痛拒按,血块下后痛减,或胸胁胀痛;舌紫暗,或有瘀斑紫点,脉涩有力。

证候分析:瘀血内停,冲任阻滞,故经行涩少,色紫黑有块,小腹刺痛拒按;血块下后,瘀滞稍通,故使痛减。舌紫暗,或有瘀斑、瘀点,脉涩有力,为血瘀之征。

治法:活血化瘀,理气调经。

方药:桃红四物汤(桃仁、红花、熟地黄、川芎、白芍、当归)。

若腹冷痛喜暖,为寒凝血瘀,加肉桂、小茴香以温经散寒;若腹胀痛,胸胁胀满,为气滞血瘀,加延胡索、川楝子以行气止痛。

4.痰湿

证候:经来量少,色淡质黏如痰为主症;或形体肥胖,胸闷呕恶,平素带下量多;舌淡,苔白腻,脉滑。

证候分析:痰湿内停,壅滞经脉,气血运行不畅,则经来量少,色淡质黏如痰;痰湿中阻,气机不畅,则胸闷呕恶;痰湿下注,则带下量多。舌淡,苔白腻,脉滑,为痰湿内停之象。

治法:化痰燥湿调经。

方药:苍附导痰丸(茯苓、半夏、陈皮、甘草、苍术、香附、胆南星、枳壳、生姜、神曲)。

若伴腰膝酸软者,酌加续断、杜仲、菟丝子等以补肾气,强腰膝。

四、特色疗法

1.针灸疗法 虚证取脾俞、肾俞、足三里,用补法,并灸;实证取合谷、血海、三阴交、归来,用泻法,一般不灸。

2.食疗 猪瘦肉120g,洗净切片,与鸡血藤、黑豆各30g共放入锅中,加清水适量,武火煮沸后,文火煲约2小时,调味后服用,功能养血活血,调经止痛。用于血瘀证。

五、预防调护

本病常与月经后期同时并见,如不及时调治,可发展为闭经、不孕。

经期应注意保暖,不宜冒雨涉水,不宜过食生冷寒凉,以免因寒而滞血。保持心情舒畅,避免情志刺激。节制房事,节制生育,避免手术损伤。及早积极治疗原发病,如子宫发育不良、子宫内膜结核等。

49

六、案例

赵某,女,30岁,已婚。1972年2月28日初诊。3个月来月经后期,量少不畅,颜色紫黑,夹有血块,少腹作胀,疼痛拒按,又兼下肢窜痛,血块既下,诸痛遂减。舌淡红,苔薄黄,脉弦紧。证属气滞血瘀,阻于经脉,经期将届即以行气活血、化瘀通经为治。处方:当归、赤芍、刘寄奴、苏木各12g,茜草、怀牛膝、泽兰叶、香附、川芎、炒枳壳各9g,台乌药6g。4剂。

二诊(3月10日):药后月经如期来潮,经量增多,初系紫黑血块,继则色转鲜红,腿痛、腹痛基本未作,行经5天而止。予七制香附丸10剂,每日上午服半剂;女金丹20剂,临睡前服1丸。均白水送下,以资巩固。

按:本例月经后期,量少不畅,夹紫黑血块,腹痛拒按,诸系气滞血瘀、冲任不畅之征。《内经》云"血实宜决之",方用香附、川芎、枳壳、乌药等理气疏肝,使气行血行;赤芍、当归、刘寄奴、苏木、泽兰等活血化瘀,通经止痛;牛膝引血下行,以通地道。

(哈荔田.哈荔田妇科医案医话选[M].天津:天津科学技术出版社,1982.)

第八节 闭 经

闭经分为原发性和继发性两类,原发闭经:年龄超过16岁,第二性征已发育,或年龄超过14岁,第二性征尚未发育,从无月经来潮;继发闭经:以往曾有正常月经,但因某种原因而停经6个月,或按自身月经周期计算停经3个周期以上者。

西医学病理性闭经中非先天性生殖器官发育异常及后天器质性损伤者,可参照本病治疗。

一、辨病

本病以持续性月经停闭为特征,或有月经初潮延迟及月经后期病史;或反复刮宫史、产后出血史、结核病史;或过度紧张劳累、过度精神刺激史;或有不当节食减肥史;或有环境改变、疾病影响、使用药物(避孕药、镇静药、抗抑郁药、激素类药)、放化疗及妇科手术史等。应注意体格发育和营养状况,有无厌食、恶心,有无周期性下腹疼痛,有无体重改变(肥胖或消瘦),有无婚久不孕、痤疮、多毛、头痛、复视、溢乳、烘热汗出、烦躁、失眠、阴道干涩、毛发脱落、畏寒肢冷、性欲减退等症状。

全身检查、妇科检查及血清激素、基础体温测定、宫颈黏液结晶、阴道脱落细胞检查、超声及影像学检查、诊断性刮宫手术或宫腔镜、腹腔镜等辅助检查,均可协助判断闭经的原因。

二、病因病机

月经是血海满而溢,其产生是脏腑、天癸、气血、冲任共同协调作用于胞宫的结果。肾、天癸、冲任、胞宫是产生月经的主要环节,因此,其中任何一个环节发生功能失调都可导致血海不能满溢。闭经原因归纳起来不外虚实两端。或因先天不足,或后天损伤,以致肝肾不足,或气血虚弱,导致血虚精少,血海空虚,无血可下。或邪气阻隔,如气滞血瘀、痰湿阻滞等因素,导致脉道不通,阻碍经血下行。

三、辨证论治

闭经是妇科疑难疾病,病因复杂,病程长,治疗难度大,对闭经辨证应首辨虚实。一般而论,年逾16岁尚未行经,或月经初潮偏迟,虽已行经而月经逐渐稀发,经量少,色淡质薄,渐致停经;身体发育欠佳,尤其是第二性征发育不良,或体质纤弱,久病大病后,有失血史、手术史及伴腰酸腿软、头昏眼花、面色萎黄、五心烦热或畏寒肢冷,舌淡脉弱者,多属虚证。若平素月经尚正常而骤然月经停闭,伴情志不舒,或经期冒雨涉水,过食生冷之品,或形体肥胖,胸胁胀痛,满闷,脉弦有力者,多属实证。

闭经的治疗原则,虚证者补而通之,或补肾滋肾,或补脾益气,或填精益阴,大补气血,以滋养经血之源;实证者泻而通之,或理气活血,或温经通脉,或祛痰行滞,以疏通冲任经脉;虚实夹杂者当补中有通,攻中有养;皆以恢复月经周期为要。切不可一味滥用攻破或峻补之法,以犯虚虚实实之戒。若因其他疾病而致经闭者,又当先治他病,或他病调经并治。

1.肾虚

(1)肾气虚

证候:月经初潮来迟,或月经后期量少,渐至闭经,小便频数,腰膝酸软为主症,或伴头晕耳鸣,性欲降低;舌淡红,苔薄白,脉沉细。

证候分析:肾气不足,精血衰少,冲任气血不充,血海空虚,不能按时满盈,故月经初潮来迟,或后期量少,渐至停闭;肾虚不能化生精血,髓海、腰府失养,故头晕耳鸣,腰膝酸软;肾气虚则阳气不足,故性欲降低;肾气虚而膀胱失于温化,故小便频数;舌淡红,苔薄白,脉沉细,均为肾气虚之征。

治法:补肾益气,养血调经。

方药:大补元煎(人参、山药、熟地黄、当归、杜仲、山茱萸、枸杞、炙甘草)加丹参、牛膝。

若闭经日久,畏寒肢冷甚者,酌加菟丝子、肉桂、紫河车以温肾助阳调冲任;夜尿多者,酌加金樱子、覆盆子以温肾缩尿。

(2)肾阴虚

证候:月经初潮来迟,或月经后期量少,渐至闭经,手足心热,腰膝酸软为主症,或伴足跟痛,头晕耳鸣,甚则潮热盗汗,心烦少寐,颧红唇赤;舌红,苔少或无苔,脉细数。

证候分析:肾阴不足,精血亏虚,冲任气血不充,血海不能满溢,故月经初潮来迟,或后期量少,渐至停闭;精亏血少,不能濡养空窍、外府,故头晕耳鸣,腰膝酸软,或足跟痛;阴虚内热,故手足心热;虚热迫津外泄,故潮热盗汗;虚热内扰心神,则心烦少寐;虚热上浮,则颧红唇赤;舌红,苔少或无苔,脉细数,均为肾阴虚之征。

治法:滋肾益阴,养血调经。

方药:左归丸(熟地黄、山药、山茱萸、枸杞、川牛膝、菟丝子、鹿角胶、龟甲胶)。

若潮热盗汗者,酌加青蒿、鳖甲、地骨皮以滋阴清热;心烦不寐者,酌加柏子仁、丹参、珍珠母以养心安神;阴虚肺燥,咳嗽咯血者,酌加沙参、白及、仙鹤草以养阴润肺止血。

(3)肾阳虚

证候:月经初潮来迟,或月经后期量少,渐至闭经,头晕耳鸣,腰痛如折,畏寒肢冷为主症,或伴小便清长,夜尿多,大便溏薄,面色晦暗,或目眶暗黑;舌淡,苔白,脉沉弱。

证候分析:肾阳虚衰,脏腑失于温养,精血化生乏源,冲任气血不充,血海不能满溢,故月经初潮来迟,或后期量少,渐至停闭;肾阳虚衰,阳气不布,故畏寒肢冷;肾阳虚不足以温养髓海、外府,故头晕耳鸣,腰痛如折;肾阳虚膀胱气化失常,故小便清长,夜尿多;肾阳虚不能温运脾阳,运化失司,故大便溏薄;肾阳虚其脏色外现,故面色晦暗,目眶暗黑;舌淡,苔白,脉沉弱,均为肾阳虚之征。

治法:温肾助阳,养血调经。

方药:肾气丸(熟地黄、山茱肉、炒山药、茯苓、牡丹皮、泽泻、炮附子、肉桂)加鹿茸、五味子。

若腰痛如折,畏寒肢冷,性欲淡漠者,酌加淫羊藿、菟丝子以温阳益肾;若大便溏薄,面肢浮肿者,酌加生黄芪、桂枝以温阳益气利水;面色晦暗兼有色斑,少腹冷痛者,酌加蒲黄、香附以温阳活血理气。

2.脾虚

证候:月经停闭数月,神疲肢倦,食少纳呆为主症,或伴脘腹胀满,大便溏薄,面色淡黄;舌淡胖有齿痕,苔白腻,脉缓弱。

证候分析:脾虚生化无力而乏源,冲任气血不足,血海不能满溢,故月经停闭数月,面色淡黄;脾虚运化失司,湿浊内生而渐盛,故食少纳呆,脘腹胀满,大便溏薄;脾主四肢,脾虚中阳不振,故神疲肢倦;舌淡胖有齿痕,苔白腻,脉缓弱,均为脾虚之征。

治法:健脾益气,养血调经。

方药:参苓白术散(人参、白术、茯苓、白扁豆、甘草、山药、莲子肉、桔梗、薏苡仁、砂仁)加泽兰、牛膝。

若兼见腰膝酸软,五更泻,小便频数者,乃脾肾阳虚,酌加肉豆蔻、巴戟天以温阳止泻;若腹痛而泄泻,伴胸胁乳房胀痛者,为脾虚而肝气乘之,酌加防风、白芍、柴胡以平肝止痛。

3.精血亏虚

证候:月经停闭数月,头晕目花,心悸少寐为主症,或伴面色萎黄,阴道干涩,皮肤干枯,毛发脱落,生殖器官萎缩;舌淡暗或淡红,苔少,脉沉细弱。

证候分析:精血亏虚,冲任气血衰少,血海不能满溢,故月经停闭;精血乏源,上不能濡养脑髓清窍,故头晕目花,下不能荣养胞宫,故生殖器官萎缩;精不化气,气不生津,故阴道干涩;血虚内不养心神,故心悸少寐;外不荣肌肤,故皮肤干枯,毛发脱落,面色萎黄;舌淡,苔少,脉沉细弱,均为精血亏虚之征。

治法:填精益气,养血调经。

方药:归肾丸(熟地黄、山药、山茱萸、茯苓、枸杞子、炒杜仲、菟丝子、当归)加北沙参、鸡血藤。

若精血亏虚日久,渐至阴虚血枯经闭者,兼见形体羸瘦,骨蒸潮热,或咳嗽唾血,两颧潮红,舌绛苔少或无苔,脉细数;治宜滋肾养血,壮水制火,可选用补肾地黄汤(熟地黄、麦冬、知母、黄柏、泽泻、山药、远志、茯神、牡丹皮、酸枣仁、玄参、桑螵蛸、山茱萸、竹叶、龟板)。

若精血亏虚日久,渐至阳虚血枯经闭者,兼见神疲倦怠,面色苍白,畏寒肢冷,性欲淡漠,舌淡,脉沉缓;治宜温肾养血,益火之源,可选用四二五合方(当归、白芍、川芎、熟地黄、仙茅、淫羊藿、覆盆子、菟丝子、五味子、车前子、枸杞子、牛膝),即四物汤合五子衍宗丸加仙茅、淫羊藿、牛膝。

4.气滞血瘀

证候:月经停闭数月,小腹胀痛拒按,精神抑郁为主症,或伴烦躁易怒,胸胁胀满,嗳气叹息;舌紫暗或有瘀点,脉沉弦或涩而有力。

证候分析:气机郁滞,气滞血瘀,冲任瘀阻,血海不能满溢,故停闭不行;瘀阻胞脉,故小腹胀痛拒按,胸胁胀满;气机不畅,肝气不舒,故精神抑郁,烦躁易怒,嗳气叹息;舌紫暗或有瘀点,脉沉弦或涩而有力,也为气滞血瘀之征。

治法:行气活血,祛瘀通经。

方药:膈下逐瘀汤(当归、川芎、赤芍、桃仁、红花、枳壳、延胡索、五灵脂、乌药、香附、牡丹皮、甘草)。

若烦急,胁痛或乳房胀痛,舌尖边红者,酌加柴胡、郁金、栀子以疏肝清热;口干渴,大便结,脉数者,酌加黄芩、知母、大黄以清热泻火;若肝郁气逆,水不涵木,闭经而兼见溢乳,心烦易怒,头痛,腰膝酸软,舌红苔薄,脉弦而尺弱,治宜疏肝回乳,益阴通经,方用逍遥散(柴胡、当归、白芍、白术、茯苓、甘草、薄荷、煨姜),酌加川楝子、炒麦芽、川牛膝、生地黄。

5.寒凝血瘀

证候:月经停闭数月,小腹冷痛拒按,得热则痛缓为主症,或伴形寒肢冷,面色青白;舌紫暗,苔白,脉沉紧。

证候分析：寒邪客于冲任，与血相搏，血为寒凝而瘀塞，冲任瘀阻，血海不能满溢，故经闭不行；寒客胞中，血脉不畅，不通则痛，故小腹冷痛拒按，得热后血脉暂通，故腹痛得以缓解；寒邪伤阳，阳气不达，故形寒肢冷，面色青白；舌紫暗，苔白，脉沉紧，也为寒凝血瘀之征。

治法：温经散寒，活血通经。

方药：温经汤（《妇人大全良方》：当归、川芎、芍药、桂心、牡丹皮、莪术、人参、甘草、牛膝）。

若小腹冷痛重者，酌加艾叶、小茴香、香附以温经暖宫止痛；四肢不温畏寒者，酌加制附子、吴茱萸、肉桂以温经助阳通经。

6. 痰湿阻滞

证候：月经停闭数月，带下量多，色白质稠，形体肥胖为主症，或伴胸脘满闷，神疲肢倦，头晕目眩；舌淡胖，苔白腻，脉滑。

证候分析：痰湿阻于冲任，壅遏血海，经血不能满溢，故经闭不行；痰湿下注，损伤带脉，故带下量多，色白质稠；痰湿内盛，清阳不升，故头晕目眩，形体肥胖；痰湿困阻脾阳，运化失司，故胸脘满闷，神疲肢倦；舌淡胖，苔白腻，脉滑，也为痰湿阻滞之征。

治法：豁痰除湿，活血通经。

方药：丹溪治湿痰方（苍术、白术、半夏、茯苓、滑石、香附、川芎、当归）。

若胸脘满闷重者，酌加瓜蒌、枳壳、郁金以宽胸理气；面目肢体浮肿者，酌加益母草、泽泻、泽兰以除湿化瘀；腰膝酸软者，酌加续断、菟丝子、杜仲以补肾气、强腰膝。

四、特色疗法

针灸疗法 针灸治疗闭经患者，对感受寒邪、气滞血瘀、气血不足和精神因素所致的闭经疗效较好，对严重营养不良、结核病、肾病、子宫发育不全等其他原因引起的闭经效果较差。

治法：补益肝肾，充养气血；活血化瘀，温经散寒。

针灸处方：长强、天枢、关元、合谷、三阴交、肾俞、八髎。

刺灸方法：针灸并用，肝肾亏虚、气血不足者用补法，气滞血瘀、寒湿凝滞者用泻法。

随证配穴：肝肾亏虚者，加肝俞、太溪；气血不足者，加气海、血海、脾俞、足三里;气滞血瘀者,加太冲、期门、膈俞;寒湿凝滞者,加命门、大椎;气血不足、寒湿凝滞者,可在背部穴或腹部穴加灸,气滞血瘀者,可配合刺络拔罐。

五、预防调护

闭经的预后与转归取决于病因、病位、病性、体质、环境、精神状态、饮食等诸多环节。若病因简单,病损脏腑单一,病程短者,一般预后稍好,月经可行,但对建立和恢复排卵有一定难度。若病因复杂,或多脏腑损伤则难于调治,疗效难尽如人意。而且闭经的多种证候之间有一定联系,各证也可相兼或转化,使治疗更趋复杂。同时本病治疗过程中易反复,如情志、环境或其他诸多因素均可导致反复。若闭经久治不愈,可导致不孕症、性功能障碍、代谢障碍、心血管病等其他疾病。

闭经发生与诸多因素有关。虽然无确切的方法可以预防,但注意调摄,还是可以降低本病的发病率。如正确处理产程,防止产后大出血,注意精神调摄,保持精神乐观,情绪稳定,避免暴怒、过度紧张和压力过大。采取避孕措施,避免多次人工流产或刮宫。饮食适宜,少食辛辣、油炸、油腻之品,以保养脾胃,增强体质。经行之际,避免冒雨涉水,忌食生冷。适当参加体育活动,但需避免剧烈运动,注意营养。不宜长期服用某些药物,如避孕药、减肥药等。及时治疗某些慢性疾病,消除闭经因素。

六、案例

赵某,女,34岁,已婚,1990年9月初诊。病史:近2年月经稀发,现经水8个月未行。既往月经规律,婚后正常产一男孩,而后连续行人工流产术3次,此后月经量逐渐减少,并经期错后,经西医院检查性激素及B超均未发现异常,曾用雌激素调理周期,用药期间月经规律,停药后即月经闭止,现已8个月未行。平素患者自觉腰痛膝软,周身乏力,阴道干涩,口干,时有头晕耳鸣,记忆力减退,便秘。舌红少苔,脉沉细无力。

辨证:本案系婚后多产,损伤肾气,耗伤阴血,冲任匮乏,无血可下,而致闭经。

治法:补肾填精,养血调冲。

方药:熟地黄25g,山茱萸20g,山药15g,续断15g,桑寄生15g,杜仲

15g,赤芍20g,牡蛎25g,女贞子20g,怀牛膝20g,龟甲20g,甘草5g。7剂,水煎服,日1剂,早晚分服,嘱其少食辛辣助热之品,以免耗伤阴血。

二诊:腰痛,乏力减轻,大便已爽,仍觉阴道干涩,头晕耳鸣时有出现,舌脉同前,继守上方减杜仲,加枸杞子20g。10剂,服法同前。

三诊:患者自诉诸症明显减轻,惟月经未行,舌质正常,脉较前有力。效不更方,按原方加减,再服10余剂。

四诊:1周前症状悉除,近2日又觉腰痛,见有白带,切其脉象略滑。知其月事将行,以原方加川芎、益母草、红花以因势利导。

五诊:月经昨日来潮,量中等,色红,无血条血块,小腹隐隐作痛,余无不适感。以上方减川芎、益母草、红花、赤芍;加白芍、香附以调经缓急止痛。5剂,水煎服。

六诊:1周后患者复诊,告知此次行经5天,现如常人,嘱其停服汤药,续服院内制剂育阴灵丸1个月,以巩固疗效。半年后该患陪其母来院看病,特来看望韩老,问其月事如何,赵某告知,近几月月经基本按月而行,每次行经5~6天,色质无异常。

(韩延华.中国百年百名中医临床家丛书·韩百灵[M].北京:中国中医药出版社,2007.)

第九节 痛　经

妇女正值经期及行经前后,出现周期性小腹疼痛,或痛引腰骶,甚至剧痛昏厥者,称为痛经。

西医学中原发性痛经和子宫内膜异位症、盆腔炎性疾病等引发的继发性痛经均可参照本病治疗。

一、辨病

本病以围绕月经期发生的周期性腹痛为主要特点,腹痛多发生于经前数日,行经第1天疼痛最剧,可放射至腰骶部、肛门、阴道及大腿内侧。少数患者疼痛发生在月经将净或经后1~2天。

妇科检查及B超检查有助于鉴别原发性痛经及继发性痛经。

二、病因病机

痛经病位在子宫、冲任，以"不通则痛"或"不荣则痛"为主要病机。经期及其前后血海由满而泻，冲任、胞宫气血变化急骤，加重了原有的虚损或阻滞，使冲任、胞宫失于濡养或气血运行不畅，故本病随月经周期而发作。临床上常因气滞血瘀、寒凝血瘀或湿热瘀阻引起胞脉阻滞，"不通则痛"；或因气血虚弱、阳虚内寒、肝肾不足而引起胞脉失养，"不荣则痛"。

三、辨证论治

痛经临床上实证多而虚证少，寒证多而热证少，也常有虚实错杂证。痛经的辨证应以痛经发生的时间、部位、性质以及疼痛的程度为要点。一般而言，痛发于经前或行经之初，多属实；月经将净或经后始作痛者，多属虚。掣痛、绞痛、灼痛、刺痛、拒按属实。腹痛拒按喜温属实寒，喜温喜按属虚寒。痛在少腹一侧或双侧多属气滞，病在肝；若痛及腰脊多属病在肾。隐痛、疠痛、坠痛、喜揉喜按属虚；痛甚于胀，持续作痛属血瘀；胀甚于痛，时痛时止属气滞等。

本病治疗本着"急则治标，缓则治本"的原则，治法分两步。疼痛将作或痛经期间重在调血止痛以治标；平时辨证求因而治本。实证的治疗侧重于经期及疼痛发作时，治法以活血化瘀止痛为主；虚证则应更侧重平时服药，治法以补气养血、滋养肝肾为主。

1. 气滞血瘀

证候：经前或经期小腹胀痛，拒按为主症，或伴经血量少，经行不畅，经色紫暗，有块，块下痛减；常伴乳房胀痛，胸闷不舒；舌质紫暗或有瘀点，脉弦。

证候分析：肝失条达，冲任气血郁滞，经血不利，不通则痛，故经前或经期小腹胀痛，拒按，经量少，经行不畅，色暗有块，块下气血暂通而疼痛暂减；肝郁气滞，经脉不利，故乳胀、胸闷；舌紫暗、脉弦均属气滞血瘀之征。

治法：行气活血，化瘀止痛。

方药：膈下逐瘀汤（当归、赤芍、川芎、桃仁、红花、枳壳、延胡索、五灵脂、乌药、牡丹皮、制香附、甘草）。

若郁而化热，心烦口苦、舌红苔黄、脉数者，加栀子、黄柏、夏枯草以疏肝清热；小腹胀坠或二阴坠胀不适，加柴胡、川楝子、升麻行气升阳；肝气夹冲气犯胃，痛而恶心呕吐者，加吴茱萸、竹茹、法半夏、陈皮和胃降逆止呕。

2. 寒凝血瘀

证候：经前或经期小腹冷痛，拒按，得热痛减为主症；或月经推后，量少，色暗有块；常伴面色青白，肢冷畏寒；舌暗，苔白，脉沉紧。

证候分析：寒凝子宫、冲任，血行不畅，故经前或经期小腹冷痛；寒得热化，瘀滞暂通，故得热痛减；寒凝血瘀，冲任失畅可见月经推后，经色暗而有块；寒邪内盛，阻遏阳气，故面色青白、肢冷畏寒；舌、脉均为寒凝血瘀之候。

治法：温经散寒，化瘀止痛。

方药：少腹逐瘀汤（小茴香、干姜、延胡索、没药、当归、川芎、肉桂、赤芍、蒲黄、五灵脂）。

若经量过少，色暗，可加鸡血藤、桃仁活血通经；冷痛较甚，加艾叶、吴茱萸。痛甚而厥，四肢冰凉，冷汗淋漓，加炮附子、细辛、巴戟天回阳散寒；若伴肢体酸重不适，苔白腻，或有冒雨、涉水、久居阴湿之地史，乃寒湿为患，宜加苍术、茯苓、薏苡仁、羌活以散寒除湿。

3. 阳虚内寒

证候：经期或经后小腹冷痛，喜按，得热则舒为主症，或经量少，色暗淡；常伴手足不温，小便清长；舌淡胖，苔白润，脉沉。

证候分析：阳气不足，阴寒内盛，脏腑虚寒，胞脉失于温养，故经期或经后小腹冷痛，喜暖；阳气不足，气血生化不足，气虚血少，冲任不充，故月经量少，色暗淡；阳虚肾气不足，外府失养，故腰酸无力；阳虚内寒，温运失职，膀胱失约，故小便清长；舌淡胖，苔白润，脉沉，均为阳虚内寒之征。

治法：温经扶阳，暖宫止痛。

方药：温经汤（吴茱萸、芍药、当归、川芎、人参、生姜、麦冬、半夏、牡丹皮、阿胶、桂枝、甘草）。

如手足不温，面色青白，可去麦冬、阿胶；若小腹冷痛明显，可加附子、艾叶、小茴香加强温肾暖宫、散寒止痛之效。

4. 湿热瘀结

证候：经前或经期小腹疼痛或胀痛，拒按，有灼热感为主症，或痛连腰骶,或平时小腹疼痛,经前加剧;可伴经量多或经期延长,经色暗红,质稠或夹较多黏液;常伴带下量多,色黄,质稠,有臭味;或伴低热起伏,大便不爽,小便黄短;舌质红,苔黄腻,脉滑数或弦数,均为湿热瘀结之征。

证候分析:湿热之邪,盘踞冲任子宫,气血失畅,经前血海气血充盈,湿热与血互结壅滞不通,故腹痛拒按,痛连腰骶,有灼热感;湿热扰血,故经量多或经期延长,经色暗红质稠或夹较多黏液;累及任带,则带下异常;湿热缠绵,故伴低热起伏;小便黄短,舌质红,苔黄腻,脉滑数或弦数,均为湿热蕴结之候。

治法:清热除湿,化瘀止痛。

方药:桃红四物汤(生地黄、当归、白芍、川芎、红花、桃仁)合四妙散(薏苡仁、牛膝、黄柏、苍术)。

腹痛较甚,酌加延胡索、香附、莪术行气活血止痛;若痛甚连及腰骶部,加续断、狗脊、秦艽以清热除湿止痛;若经血量多或经期延长,酌加地榆、槐花、马齿苋、黄芩凉血止血;带下量多,色黄,质稠,有臭味者,加败酱草、土茯苓、椿根皮除湿止带。

5.气血虚弱

证候:经期或经后小腹隐隐作痛、喜按或小腹及阴部空坠不适为主症;伴月经量少,色淡,质清稀;常伴面色无华,头晕心悸,神疲乏力;舌质淡,脉细无力。

证候分析:气血不足,冲任亦虚,经行之后,血海更虚,子宫、冲任失于濡养,故经期或经后小腹隐隐作痛,喜按;气虚下陷则阴部空坠不适;气血两虚,血海未满而溢,故经量少,色淡,质清稀;面色无华,神疲乏力,头晕心悸,舌淡,脉细无力,皆为气血虚弱之象。

治法:益气养血,调经止痛。

方药:八珍汤(当归、白芍、川芎、熟地黄、人参、白术、茯苓、炙甘草)。

若气虚兼寒,痛喜温热者,加艾叶、乌药、肉桂温经散寒止痛;血虚甚,加阿胶、鸡血藤、酸枣仁养血安神;若脾虚气弱者,加砂仁、佛手。

6.肝肾不足

证候:经期或经后小腹绵绵作痛,伴腰骶酸痛为主症;伴经色淡暗,量少,质稀薄;常伴头晕耳鸣,面色晦暗,健忘失眠;舌质淡红,苔薄,脉沉细。

证候分析：肾气虚损，冲任俱虚，精血本已不足，经行之后，血海更虚，子宫、冲任失养，故小腹绵绵作痛，外府不荣则腰骶酸痛不适；精亏血少，阳气不足，故面色晦暗，经色暗淡，量少，质稀薄；肾虚脑失所养，则见头晕耳鸣，健忘失眠；舌质淡红，苔薄，脉沉细，亦为肝肾不足之征。

治法：滋肾养肝止痛。

方药：调肝汤（当归、白芍、山药、阿胶、山茱萸、巴戟天、甘草）。

若腰骶痛甚者，加杜仲、桑寄生、续断；少腹痛兼胸胁胀痛者，加川楝子、延胡索；经血量少、色暗，加鹿角胶、山茱萸、淫羊藿；夜尿频数者，加益智仁、桑螵蛸、补骨脂。

四、特色疗法

1. 穴位贴敷　川乌、草乌、白芷各 5g，加葱汁、蜂蜜调匀，贴敷于关元、气海、中极、子宫穴，用胶布固定，从经前 2 天开始，每天一次，连用 3 ~ 5 天。适用于寒凝血瘀证患者。

2. 中药足浴　益母草 15g，桃仁 15g，延胡索 15g，香附 15g，小茴香 15g，艾叶 15g。中药水煎去渣，取液 1 000ml，加清水 3 000ml 左右，倒入足浴盆中泡脚。经前 3 ~ 5 天开始，连续 7 天左右。适用于虚证及寒证患者。

五、预防调护

原发性痛经中药治疗效果显著，可以痊愈；继发性痛经较难治愈，但可以控制痛经症状。

经前、经期应注意保暖，忌食生冷辛辣，避免情绪刺激及剧烈运动；避免各种宫腔内操作，禁经期同房。

六、案例

盛某，女，28 岁，已婚。

经行少腹疼痛已 6 年，婚后 3 年未孕。妇科检查无异常。痛经起于经期淋雨后，经行小腹痛剧，痛时欲滚，拒按，得热稍缓，经量少，色紫黑，有血块，血块下后痛减，舌淡暗，苔薄白，脉细涩。

中医辨证：寒凝胞宫，气滞血瘀。

治法：温经散寒，活血化瘀。

方药:《妇人大全良方》温经汤加减。

当归、赤芍、红花、牡丹皮、香附、延胡索、三棱、五灵脂、蒲黄各10g,益母草30g,肉桂3g。

经前、经期服上药7剂,当月腹痛即减,经后改服艾附暖宫丸,下次经前及经期原方加减。治疗2个月后,腹痛已愈,5个月后特来告之,已妊娠2个月。

（谈勇,赵可宁,郑湘寅,等.中国百年百名中医临床家丛书·夏桂成[M].北京:中国中医药出版社,2001.）

第十节 经行乳房胀痛

每于行经前后,或正值经期,出现乳房作胀或乳头胀痒疼痛,甚至不能触衣者,称为"经行乳房胀痛"。

西医学中经前期综合征出现的乳房胀痛可参照本病辨证论治。

一、辨病

本病以围绕月经期发生的周期性乳房、乳头或胀、或痛为主要特点,多发生于经前及经期,可放射至腋下、胁肋部。少数患者疼痛亦发生在月经将净或经后1~2天。

乳腺检查及B超检查有助于与乳腺器质性病变相鉴别。

二、病因病机

因肝经循胁肋、过乳头,乳房为足阳明胃经经络循行之所,足少阴肾经入乳内。本病发生多在经前或经期,而此时气血下注冲任血海,易使肝血不足,气偏有余,致肝失条达或肝肾失养而发病。本病病机分虚实两端,七情内伤,肝气郁结,气血运行不畅,脉络欠通,"不通则痛";或肝肾亏虚,乳络失于濡养,"不荣则痛"。

三、辨证论治

本病辨证时应根据发病时间、性质、程度,并结合伴随症状及舌脉进行分析。发生于经前期或经期时,多为实证,表现为乳房按之胀满,触之即痛,经后胀痛明显消退;发生于行经之后,多为虚证,表现为按之乳房柔软无块。

治疗上以疏肝养肝、通络止痛为大法。实者宜疏肝理气通络,常于经前开始用药;虚者宜滋养肝肾,重在平时调治。

1.肝气郁结

证候:经前或经行乳房胀满疼痛,或乳头痒痛,甚则痛不可触衣为主症;常伴经血暗红,行经不畅,小腹胀痛;胸胁胀满,精神抑郁,时叹息;舌暗红,苔薄白,脉弦。

证候分析:平素肝郁气滞致气机不畅,加之经前阴血下注冲任,冲气偏盛,上逆致肝经气血运行不畅,乳络不畅,不通则痛,故经行乳房胀痛,或乳头痒痛;肝郁气滞,冲任阻滞不通、经脉不畅,故见小腹胀痛、血色暗红;肝气不舒,气机不畅,则胸胁胀满;肝失条达,气机不利,则精神抑郁、时叹息;舌暗红,苔薄白,脉弦,均为肝气郁结之象。

治法:疏肝理气,通络止痛。

方药:柴胡疏肝散(柴胡、香附、陈皮、川芎、枳壳、白芍、炙甘草)。

若乳房胀硬,触之有块者,加夏枯草、橘核、王不留行、生牡蛎以通络散结;情绪低落、郁郁寡欢者,可改用醋香附,加合欢皮、娑罗子、郁金、玫瑰花;少腹胀痛者,加川楝子、延胡索、乌药;若见口苦口干、尿黄便结,加牡丹皮、栀子。

2.肝肾亏虚

证候:经行或经后两乳作胀作痛,乳房按之柔软无块为主症;常伴月经量少,色红;两目干涩,咽干口燥,耳鸣,五心烦热;舌淡或舌红少苔,脉细数。

证候分析:肝肾同源,精血互生。经行或经后精血下注于冲任,加之素体肝肾阴血不足,肝肾精血愈虚,乳络失于滋养,故见经行或经后两乳作胀作痛,乳房按之柔软无块;阴血虚则冲任血少,故月经量少,阴虚内热故见经血色红;肝肾开窍于耳目,肝肾精血不足,不能上荣耳目及咽喉,则两目干涩,咽干口燥,耳鸣;经血亏虚、阴虚内扰,见五心烦热;舌红少苔、脉细数,为肝肾亏虚之候。

治法:滋肾养阴,疏肝止痛。

方药：一贯煎(沙参、麦冬、当归、生地黄、川楝子、枸杞子)加麦芽、鸡内金。

四、特色疗法

1.穴位埋线治疗 主穴：乳根、膻中、子宫、太冲、三阴交、阳陵泉。配穴：肝气郁滞加地机、肝俞；肾虚肝郁加太溪、肾俞、关元；脾虚肝郁加足三里、脾俞。每21天行1次埋线治疗，3次治疗为1疗程，治疗2个疗程。

2.针灸治疗 取膻中、乳根、期门、肩井等穴，针灸并用，行泻法，以疏肝理气；气滞血瘀者加百会、太冲、次髎调气活血；气血不足者加血海、脾俞、足三里。

五、预防调护

经行乳房胀痛经中药治疗效果显著，多可痊愈。

经前经期饮食以清淡、富有营养为主，禁嗜辛辣助阳之品及烟酒。肝气郁结者宜于经前予以治疗，肝肾亏虚者宜于平时调养。若久治不愈，并可触及肿块者，或乳头有溢液或溢血者，须排除器质性病变，积极检查，及早防治。

六、案例

陈某，女，30岁，已婚，工人。1960年8月初诊。

婚后未孕，经前乳胀，有时有结块，胸闷胁痛，纳谷不香，苔薄黄，脉细弦。一般于行经一二日后，以上诸症均消失，而于下次行经前三四日又告发作，月月如此，已成规律。

中医辨证：肝郁胃阻。

治法：疏肝和胃。

方药：焦白术6g，陈皮6g，茯苓皮9g，白芍6g，紫苏梗6g，制香附9g，郁金6g，合欢皮9g，橘叶6g，橘核6g，路路通9g，炒枳壳4.5g。

上方嘱于经前始感乳胀时服用，直服至行经第1天止，服药后乳胀已好，半年后怀孕。

(朱南孙，朱荣达.朱小南妇科经验选[M].北京：人民卫生出版社，2005.)

第十一节 经行头痛

每遇经期或行经前后,出现以头痛为主要症状,经后辄止者,称为"经行头痛"。

西医学经前期综合征出现头痛者可参照本病辨证施治。

一、辨病

本病以围绕月经期发生的周期性头痛、经后头痛消失为主要特点,头痛部位可在前额、颠顶或头部一侧,疼痛性质可为掣痛、刺痛、胀痛、空痛、隐痛或绵绵作痛,严重者剧烈难忍。

相关化验检查及头颅 CT 检查有助于排除上呼吸道感染及颅脑肿瘤引起的头痛。

二、病因病机

本病病位在头,属于内伤性头痛范畴,其发作与月经密切相关。头为"诸阳之会""清阳之府""脑为髓海",手足三阳经上循头面,五脏六腑之精气皆上荣于头,故五脏六腑失调兼可致头痛发生。经期经血下注冲任,肝血不足,阴精亏虚,凡外感、内伤均可在此时引起脏腑气血失调而为患,故随月经周期而发作。常见的病因有情志内伤,肝郁化火,上扰清窍;或瘀血内阻,络脉不通,则"不通则痛";或素体血虚,经行时阴血不足,脑失所养,则"不荣则痛"。

三、辨证论治

本病临证应根据头痛发生的时间、性质和特点辨虚实。实者多痛于经前或经期,且多呈胀痛或刺痛;虚者多在经后或行经将净时作痛,多为隐痛,伴有头晕。

治法以调理气血、通经活络止痛为主。实证者宜清热平肝或行气活血以止痛;虚证者宜养血益精以止痛,且重在平时调补气血。

本病选方用药时,注意头为清阳之会,用药宜轻清上行之品,不可过用重镇潜阳之剂,以免重伤阳气。亦可加用引经药,如前额痛多属阳明,加葛根、白芷;两侧偏头痛,属少阳,加柴胡、蔓荆子;头顶痛属厥阴,加藁本、吴茱萸、川芎;后头痛属太阳,加羌活、独活、藁本。

1. 肝火

证候:经行头痛,甚或颠顶掣痛为主症;常伴月经量多,色鲜红;头晕目眩,烦躁易怒,口苦咽干;舌质红,苔薄黄,脉弦细数。

证候分析:素体肝阳偏亢,经行肝经藏血不足、冲气偏旺,遂肝火随冲气上逆,上扰清窍,则发为经行颠顶掣痛;肝火内扰冲任,致血热妄行,则见经量多,色鲜红;肝火内灼,则见头晕目眩;肝阳上亢,致肝失条达,烦躁易怒、口苦咽干。舌红苔黄、脉弦细数,均为肝火旺之征。

治法:清热平肝熄风。

方药:羚角钩藤汤(羚羊角、钩藤、桑叶、菊花、贝母、竹茹、生地黄、白芍、茯神、甘草)。

若肝火旺,头痛剧烈者,加夏枯草、龙胆草、白蒺藜、石决明以清泄肝火;如头晕目涩、视物不清,可加枸杞子、女贞子、墨旱莲;平时可服杞菊地黄丸滋养肝肾以治本。

2. 血瘀

证候:每逢经前、经期头痛剧烈,痛如锥刺为主症;常伴经色紫暗有块、小腹刺痛拒按,胸闷不舒;舌暗或尖边有瘀点,脉细涩或弦涩。

证候分析:素有瘀血停滞,络脉不通,经行之际,冲气偏盛,瘀血随冲气上逆,故经行头痛;气机不利,气血运行不畅,瘀血形成,阻于胞宫胞脉,则见经色紫暗有块、小腹刺痛拒按;瘀血阻滞,气失条达,故胸闷不舒;舌暗或尖边有瘀点,脉弦涩、细涩,均为血瘀之象。

治法:化瘀通络。

方药:通窍活血汤(赤芍、川芎、桃仁、红花、老葱、麝香、生姜、红枣)。

头痛甚者,可加地龙;如若经量多,夹有大量血块,可加用三七粉、丹参以利经血。

3. 血虚

证候:经期或经后,头部绵绵作痛为主症;常伴头晕眼花、月经量少,色淡质稀;心悸少寐,神疲乏力;舌淡苔薄,脉虚细。

证候分析:素体血虚,或久病体虚,遇经行则血愈虚,血虚不能上荣,清窍失养,故头部绵绵作痛、头晕眼花;血虚冲任失养,则月经量少，色淡质稀；血虚心神失养，则心悸少寐；血虚气弱，故神疲乏力；舌淡苔薄，脉虚细，乃为血虚之候。

治法：养血益气。

方药：八珍汤（当归、川芎、白芍、熟地黄、人参、白术、茯苓、炙甘草）加首乌、蔓荆子。

头痛日久，加鹿角片、炙龟甲填精益髓；畏风，头冷欲裹，加吴茱萸、肉桂、鹿角片、细辛、桂枝散寒止痛；痛时昏睡，呕吐痰涎，加清半夏、胆南星、苍术、天麻、陈皮燥湿化痰。

四、特色疗法

1. 针灸治疗 肝肾阴虚者以针刺为主，平补平泻或补泄兼施，取穴百会、关元、肾俞、太溪、三阴交；肝肾阴虚、肝阳上亢者，加风池、太冲、涌泉疏肝理气。

2. 刺络放血疗法 穴位选取：肝俞、太阳、行间。适用于肝火证。取肝俞穴、太阳穴与行间穴点刺放血，若出血不明显，则用手指轻轻挤压针孔周围的皮肤，出血数滴为宜。治疗宜从经前 7 天开始，直至月经期结束后 3 天，隔日 1 次，连续治疗 3 个月经周期。

五、预防调护

本病中医药治疗得当，经行头痛可消失，预后良好。
平素应保持心情舒畅，避免恼怒及紧张；注意休息，避风寒。

六、案例

王子瑜医案：张某，女，29 岁，已婚，工人。1981 年 3 月 18 日初诊。

患者每值经前 2～3 天头痛如裂，历时 1 年余，屡经治疗未效。此次来诊，适值经期即临，头痛异常，痛时喜用头巾紧束额部，测血压160/105mmHg。两胁胀痛，心烦躁急，恶心欲吐，口苦咽干，便干溲黄，腰骶酸痛。月经一贯超前 5～7 天，色红量多，质稠，夹有小血块，7 天始净。舌质暗，苔薄，脉弦滑。

中医辨证：肾亏肝旺，经前头痛。

治法：滋肾平肝潜阳。

方药:生地黄 30g,枸杞子 15g,白芍 12g,菊花 10g,钩藤 10g,干地龙 12g,珍珠母 30g(先煎),羚羊角粉 3g(冲)。6 剂。水煎,经前服。

药后经前头痛明显减轻,诸症亦均有改善,血压降至 130/85mmHg。再宗前方加减,药用:

枸杞子 15g,生熟地各 15g,丹参 12g,茺蔚子 15g,甘菊花 10g,白芍 12g,功劳叶 10g,沙苑子 12g,紫贝齿 20g(先下),夜交藤 15g。6 剂,水煎服。

药后来诊,谓经期将临,头痛未作。嘱患者用杞菊地黄丸和芎菊上清丸调理巩固,随访半年末作。

（丛春雨.近现代 25 位中医名家妇科经验［M］.北京：中国中医药出版社,2012.）

第十二节 经行吐衄

逢经行前后,或正值经期,出现周期性的吐血或衄血者,称为"经行吐衄",又称"倒经""逆经"。

一、辨病

本病以围绕月经期发生的周期性吐血或衄血为主要特点,出于口者为吐,出于鼻者为衄,多发生于经前 1~2 天或经期,少数发生在月经将净时,血量多少不一,经净后便停止,多伴月经量减少,甚则无月经,连续 2 个月经周期以上。

胸片、内窥镜等检查有助于与内科疾病所致吐血鉴别,而且后者往往没有伴随月经周期性发生的特点。

二、病因病机

本病的主要病机为血热迫血妄行,迫血海之血上逆而发。本病临床以鼻衄为多,分为虚实之火,伤及肝肺两脏。素性抑郁,或恚怒伤肝,肝郁化火,灼伤血络,血热妄行,故血海之血上逆而为吐血、衄血;素体阴虚,经行时阴血下溢,阴血亏虚,虚火内扰,血热形成,迫血海之血上逆而发为吐衄。

三、辨证论治

本病有虚实之分,临床多根据吐血、衄血之量、色、质及伴随症状辨虚实。吐血衄血量多、色鲜红多为实,量少、色暗红多为虚。

本病因血热迫血妄行而发,治疗应本着"热者清之""逆者平之"的原则,以清热降逆、引血下行为主,或清肝泻火,或滋阴降火。不可过用苦寒克伐之剂,以免耗伤气血。

1.肝经郁火

证候:经前或经期吐血、衄血,量较多,色鲜红为主症,常伴月经提前、量少,甚或不行;心烦易怒,或两胁胀痛,口苦咽干,头晕耳鸣,尿黄便结;舌红苔黄,脉弦数。

证候分析:素性肝郁,郁久化热,伏于冲任,值经前或行经之时,冲气偏盛,夹肝火上逆,血海之血随之上逆,故吐血、衄血,火盛则血量较多而色红;热扰冲任,则经期屡提前;血随气逆而不得下行,故经行量少,甚或不行;肝气郁结,气机不利,则胸闷胁胀;肝郁化火,则心烦易怒,口苦咽干;肝火上扰清窍,则头晕目眩;热灼阴津,则尿黄便结;舌红苔黄,脉弦数,为肝经郁火之象。

治法:清肝泻火,降逆止血。

方药:清肝引经汤(当归、白芍、生地黄、牡丹皮、栀子、黄芩、川楝子、茜草、牛膝、白茅根、甘草)。

若兼小腹疼痛,经行不畅有血块者,为瘀阻胞中,于上方加桃仁、红花、三棱以活血祛瘀止痛。

2.肺肾阴虚

证候:经前或经期吐血、衄血,量少,色暗红为主症,常伴月经先期、量少;平素可有头晕耳鸣,手足心热,两颧潮红,潮热咳嗽,咽干口渴;舌红或绛,苔花剥或无苔,脉细数。

证候分析:素体肺肾阴虚,经行阴血下注冲任,阴虚更甚,虚火内扰,迫血海之血上逆而发,故见吐血、衄血;阴虚有热则血量少、色鲜红;虚火内盛,热伤胞络,故月经先期、量少;阴虚内热,故头晕耳鸣,手足心热,两颧潮红,灼肺伤津,则咽干口渴;舌红或绛,苔花剥或无苔,脉细数,为阴虚内热之象。

治法:滋阴润肺,降逆止血。

方药:顺经汤(当归、熟地黄、沙参、白芍、茯苓、黑荆芥、牡丹皮)加牛膝。

若咯血甚者,可加白茅根、侧柏炭以止血。吐血大量时可加三七粉。

不论何种证型,出血量多时应及时止血,吐血可口服云南白药;衄血可用纱条压迫鼻腔部止血,加用1%麻黄碱或1‰肾上腺素滴鼻。

四、预防调护

本病通过及时的中医药治疗,预后良好。

平素应保持心情舒畅,忌恼怒;饮食宜清淡,忌食辛辣如椒、姜、葱之类,有利于减少或控制吐衄;保持大便通畅。

五、案例

钱伯煊医案:马某,女,16岁,未婚。初诊:1958年12月2日。

主诉:初潮15岁,周期尚准,行经11天始净,血量多,色正常,经期腹痛,并常有鼻衄,衄血多时经血即减少,曾闭经6个月,但每月衄血甚多,末次月经于11月15日来潮,量少,仅2天。经后时感头痛,全身疲软,心中烦热,少腹胀滞,腰痛,纳食尚可,二便正常。诊查:舌苔薄白,脉左细弦、右细弦数。

中医辨证:肝火上逆,血热妄行。

治法:平肝凉血,引血归经。

方药:生地黄9g,牡丹皮6g,白芍9g,泽兰9g,黑山栀6g,菊花6g,制香附9g,当归9g,川楝子9g,益母草12g,荆芥炭4.5g,生牛膝6g。

二诊:12月6日。3剂后头痛及腹胀渐减,但仍觉全身酸楚,疲惫无力,腰痛,食后腹胀,嗳气时作,大便溏薄,日4次至5次。舌光,脉细弦数。治以疏肝益肾,健脾运中。

方药:干地黄9g,牡丹皮6g,白芍9g,泽兰6g,制香附6g,党参9g,白术9g,茯苓9g,益母草12g,荆芥炭4.5g,枳壳6g。4剂。

三诊:1959年1月15日。近2个月来,月经未至,曾经鼻衄2～3

次,胃脘尚舒,二便正常。舌苔薄白,脉象沉弦。治以养血清热。

方药:干地黄 12g,当归 9g,白芍 9g,泽兰 9g,牡丹皮 9g,女贞子 9g,藕节 12g,生牛膝 9g,益母草 12g,地骨皮 9g。6 剂。

四诊:1 月 24 日。月经于 1 月 19 日来潮,量不多,色黑无血块,持续 3 天净,腹部微痛,未有鼻衄,遍体酸痛。舌苔薄白,脉象细数。治以养血清营,导热下行。

方药:生地黄 12g,当归 9g,白芍 9g,丹参 9g,地骨皮 9g,生牛膝 6g,白茅根 15g,藕节 12g。

五诊:1 月 31 日。4 剂后诸症均减,鼻衄未作。舌尖有刺,脉弦细数。治以养阴清热。

方药:知柏地黄丸 120g,每晚服 6g。

(罗和古,杜少辉,曾令真.女科医案[M].北京:中国医药科技出版社,2015.)

第十三节　绝经前后诸证

妇女在绝经期前后,出现烘热汗出,烦躁易怒,潮热面红,失眠健忘,精神倦怠,头晕目眩,耳鸣心悸,腰酸背痛,手足心热,情绪不安,面浮肢肿,皮肤瘙痒,尿频、尿失禁,或伴有月经紊乱等与绝经有关的症状,称为绝经前后诸证。

西医学中绝经综合征、双侧卵巢切除或放射治疗后卵巢功能衰竭出现绝经综合征表现者,可参照本病辨证治疗。

一、辨病

本病是围绕绝经发生的包括精神神经症状、月经紊乱、骨质疏松、泌尿系统异常、心血管系统异常的症候群,其主要特点为潮热汗出、情绪异常、月经异常。

通过实验室检查以及相关检查,与内科、神经系统病变引起相关症状相鉴别。

二、病因病机

肾虚是绝经前后诸证产生的病机关键。女子七七之年,肾气渐衰,天癸渐竭,脏腑化生功能减退,机体阴阳失调,各脏腑功能受累,致各种症状出现发为绝经前后诸证。若先天禀赋不足,或久病失养,或七情所伤,或饮食失节,或社会、精神因素影响,机体难以承受绝经前后的生理转变,使肾中阴阳进一步失衡,脏腑气血不和,产生绝经前后诸证。

本病以肾虚为本,肾阴阳失衡常累及心、肝、脾等各脏,使多脏受累,出现虚实错杂、寒热并存的复杂证候。

三、辨证论治

本病以肾虚为本,临床应根据全身症状特点、舌脉等辨别属阴、属阳,或阴阳两虚、心肾不交。

本病以调补肾中阴阳治其本,清心、调肝、健脾顾其标为治疗大法,结合心理疏导、生活方式调整以提高临床疗效。

1.肾阴虚

证候:经断前后,烘热汗出,五心烦热,失眠多梦,头晕耳鸣,腰酸腿软,足跟疼痛为主症,常伴口苦咽干,皮肤干燥、瘙痒,或伴月经周期紊乱,量少或多,或崩或漏,经色鲜红,尿黄便结。舌红苔少,脉细数。

证候分析:绝经前后,天癸渐竭,肾阴亏虚,阴不敛阳,虚阳上浮,故烘热汗出;阴虚内热,热扰心神,故见五心烦热、失眠多梦;肾阴不足,髓海失养,故见头晕耳鸣;腰为肾府,肾主骨,肾之精亏血少,故腰酸腿软、足跟疼痛;精亏血少,肌肤失养,血燥生风,故皮肤干燥瘙痒;肾阴不足,天癸渐竭,冲任失调,血海蓄溢失常,故月经周期紊乱,量少或多,或崩或漏,经色鲜红;阴虚津亏,则见尿黄便结。舌红苔少,脉细数,为肾阴虚之征。

治法:滋阴补肾,佐以潜阳。

方药:六味地黄丸(熟地黄、山药、山茱萸、茯苓、牡丹皮、泽泻)合醋龟板、制首乌、玉竹。

若肾阴不足,精不生血,肌肤失养,导致皮肤瘙痒者,酌加蝉蜕、防风祛风止痒;头晕较甚者,加天麻、钩藤平肝息风;若证见头晕耳鸣,视物昏花,两胁胀痛,口苦吞酸,加用枸杞子、决明子、菊花清肝滋肾。

若肝肾阴虚,肝阳上亢,证见头晕目眩,耳鸣耳聋,烦躁易怒,舌红,苔薄黄,脉弦有力,方用镇肝熄风汤(怀牛膝、生赭石、生龙骨、生牡蛎、生龟板、生白芍、玄参、天冬、川楝子、生麦芽、茵陈、甘草)。

若肾阴不足,水不涵木,致肝气郁而化热,证见口苦、咽干、目眩,胸胁苦满,腰膝酸软,口渴饮冷,便秘溲赤,舌红,苔黄,脉弦数,治宜补肾滋阴、疏肝清热,可加用丹栀逍遥散(牡丹皮、栀子、柴胡、当归、白芍、白术、甘草、生姜、薄荷)。

2. 肾阳虚

证候:绝经前后,腹冷阴坠,畏寒肢冷,腰背冷痛,头晕耳鸣为主症,常伴精神萎靡,面色晦暗,小便清长,夜尿频数,月经不调,量多或少,色淡质稀,带下清冷,性欲减退,舌淡,苔白滑,脉沉细。

证候分析:腰为肾府,肾阳虚,则失于温煦,故腹冷阴坠、畏寒肢冷、腰背冷痛;肾开窍于耳,肾虚则髓海失养,故头晕耳鸣;阳虚日久则气虚形成,故见精神萎靡,肾水上犯故面色晦暗;肾阳虚损,膀胱气化不利,故小便清长,夜尿频数;冲任失司,故月经不调,量多或少,血失阳气温化,故色淡质稀。阳虚气化不利,水湿内停,下注冲任,故带下量多;性欲减退,舌淡,苔白滑,脉沉细,均为肾阳虚衰之征。

治法:温肾扶阳,佐以育阴。

方药:右归丸(附子、肉桂、熟地黄、山药、山茱萸、枸杞子、菟丝子、鹿角胶、当归、杜仲)。

若月经量多或淋漓不净者,可加用补骨脂、赤石脂以温阳止崩;如面部浮肿,加用茯苓、冬瓜皮;若见面色㿠白、食少腹胀、畏寒肢冷、大便溏薄之脾虚证,方用参苓白术散(人参、茯苓、白术、扁豆、甘草、山药、莲子肉、桔梗、薏苡仁、砂仁)加淫羊藿、山药、鹿角片、赤石脂。

3. 肾阴阳俱虚

证候:绝经前后,乍寒乍热,烘热汗出为主症,常伴有腰膝酸软,头晕耳鸣,烦躁易怒,情志抑郁,胸胁胀满,时欲太息,食欲不振,腹胀便秘;面浮肢肿,小便不利,心悸怔忡,失眠多梦,小便短赤;口干,口苦,咽干口燥,大便溏薄;月经经期或先或后,量或多或少,或经水绝止。舌红,苔薄,脉沉弦。

证候分析:肾阴阳失衡,营卫不和,则见乍寒乍热,烘热汗出。肾虚枢机不利,导致多脏受累,肾虚症见腰膝酸软,头晕耳鸣;肝郁乘脾则见烦躁易怒、情志抑郁、胸胁胀满、时欲太息、食欲不振、腹胀便秘；脾阳不振，水湿内停则见胸满烦惊、面浮肢肿、小便不利；心肾不交则见心悸怔忡、失眠多梦、小便短赤；阴阳失衡，气机失常，虚阳上越，则见上热下寒之证，出现口干、口苦、咽干口燥、大便溏薄。月经经期或先或后，量或多或少，或经水绝止，舌红，苔薄，脉沉弦，均为肾虚之征。

治法：阴阳双补。

方药：二仙汤（仙茅、仙灵脾、当归、巴戟天、黄柏、知母）合二至丸（女贞子、旱莲草）加龙骨、牡蛎。

若烘热汗出，加黄芪、百合、浮小麦、乌梅益气敛阴固汗；若胸闷、咳痰，加瓜蒌、薤白理气宽胸化痰；若胸前憋闷、呃逆，加桔梗、枳壳理气行滞；若遗尿，加桑葚、益智仁固精缩尿；若心烦、口苦，加竹叶、莲子心、黄连清心火。

4. 心肾不交

证候：经断前后，心烦不寐、失眠多梦、头晕健忘、腰酸乏力、善惊易恐，甚至情志失常，月经周期紊乱，量或多或少，经色鲜红，舌红，苔少，脉细数。

证候分析：绝经前后，心肾水火既济失调，肾水不足，不能上制心火，心火过旺，故心烦不寐、失眠多梦；天癸渐竭，肾阴不足，精亏血少，髓海失养，故头晕健忘；腰为肾府，肾主骨，肾精亏损，故腰酸乏力。心火偏旺，火旺克木，见善惊易恐，甚至情志失常；肾虚天癸渐竭，冲任失调，血海蓄溢失常，故月经周期紊乱，经量或少或多，色鲜红；舌红，苔少，脉细数，为心肾不交之征。

治法：滋阴补血，养心安神。

方药：天王补心丹（人参、玄参、当归、天冬、麦冬、丹参、茯苓、五味子、远志、桔梗、酸枣仁、生地黄、朱砂、柏子仁）。

四、特色疗法

1. 针刺 肾阴虚者取肾俞、心俞、太溪、三阴交、太冲，毫针刺，用补法；肾阳虚者取关元、肾俞、脾俞、命门、足三里，毫针刺，用补法，可灸，10天为一疗程。

2. 耳针 取内分泌、卵巢、神门、交感、心、肝、脾等穴，可用耳穴埋针、埋豆,每次选穴 4~5 穴,每周 2~3 次。适用于各证型。

五、预防调护

本病持续时间长短不一,少则数月,长者数年,甚至长达 10 年,尽早予以干预,预后良好;如未及时治疗,易发生情志异常、心血管疾病、骨质疏松症等疾患。中医药对绝经前后诸证有很好的疗效,可以明显缓解相关症状。

注意适当运动增强体质,保持心情舒畅;定期体检发现相关疾病,及早发现及早治疗。

六、案例

葛某,女,48 岁,干部。初诊:1978 年 4 月 13 日。

绝经 5 月余,头晕心悸,入夜潮热,卧则辗转不眠,寐则惕然易惊,交睫汗出、醒则汗收,腰酸神疲,食不甘味,大便清薄,日 2~3 行,口干不欲饮,舌质淡红,舌苔薄白,脉沉细弱。西医诊为绝经期综合征。

辨证:心脾两虚,肝肾不足。

治法:心脾双补,兼益肝肾。

处方:太子参 12g,炒白术、茯苓各 9g,山药 12g,炒酸枣仁、远志肉、桂圆肉、女贞子、麦冬、糯稻根各 9g,生白果 10 枚(连皮打),佩兰 6g,五味子、合欢花各 4.5g。5 剂,水煎服。

二诊(1978 年 4 月 19 日):药后饮食睡眠较前好转,潮热心悸发作亦轻,夜汗大减,大便日 1 次,初干后溏,惟仍腰酸神疲,间或肢麻。再拟原法酌加滋养肝肾之味。

处方:太子参、茯苓、山药、桑寄生各 12g,炒白术、女贞子、旱莲草、炒酸枣仁、首乌藤各 9g,远志肉、佩兰各 6g,黑桑椹、糯稻根各 9g,陈皮 5g。6 剂,水煎服。

服上方 15 剂,夜寐得酣,食思已振,潮热盗汗已止,略感腰酸乏力,予人参归脾丸 20 剂,嘱每日上午 1 剂,二至丸 2 瓶,每日下午 20 粒,均用白水送下,以为善后之计。

(哈荔田.哈荔田妇科医案医论选[M].北京:中国医药科技出版社,2014.)

第三章 带下病

带下病指带下量明显增多或减少，色、质、气味发生异常，或伴全身或局部症状者。临床上以带下过多较为常见，故本章主要论述带下过多。

带下量过多，色、质、气味异常，或伴全身、局部症状者，称为"带下过多"。

西医妇科疾病如阴道炎、宫颈炎、盆腔炎性疾病等引起的阴道分泌物异常与带下过多临床表现类似者，可参照本病辨证治疗。

一、辨病

带下过多是妇科临床常见病、多发病，是多种疾病的共同症状。本病以带下量多，同时伴有带下的色、质、气味的异常为主要特点。可伴有外阴、阴道灼热瘙痒、坠胀或疼痛，或伴尿频、尿痛等症状。

阴道分泌物检查可查到滴虫、假丝酵母菌及其他病原体。妇科检查及 B 超检查对盆腔炎性疾病及盆腔肿瘤有诊断意义。

二、病因病机

带下过多系湿邪为患，湿邪有内湿、外湿之分。内湿、外湿又常常相互影响。肝脾肾功能失调是内湿产生的主要原因，感受湿热、湿毒是外湿的主要来源。任脉不固，带脉失约是带下过多的核心病机。临床上常因脾虚、肾阳虚引起任脉不固，带脉失约，而致带下过多；或因湿热下注、湿毒蕴结损及任、带，而致带下过多；或阴虚夹湿热伤及任、带，而致带下过多。

三、辨证论治

带下过多的辨证主要根据带下的量、色、质、气味的异常及伴随症状、舌脉等，同时注意辨证与辨病相结合，辨其寒热、虚实。一般而论，带下色淡、质稀、无味或味腥者为虚寒；色黄、质稠、有臭秽气味者为实热。

临证时首先应明确引起带下过多的原因，对于赤带、赤白带、五色杂下，气味秽臭者，需先排除恶性病变，行必要的妇科检查及防癌筛查。若为生殖道肿瘤引起的病症当以手术治疗为主，以免贻误病情。

带下俱是湿证，故治疗以祛湿止带为基本原则。外湿的治疗，重点在于清利湿热、解毒杀虫，内湿的治疗，重在调理肝、脾、肾三脏之功能。若局部症状明显者，可配合中药外治法。

1. 脾虚

证候：带下量多，色白，质地稀薄，如涕如唾，无臭味为主症；常伴面色萎黄或㿠白，神疲乏力，少气懒言，倦怠嗜睡，纳少便溏；舌体胖质淡，边有齿痕，苔薄白或白腻，脉细缓。

证候分析：脾气虚弱、运化失司，湿邪下注，损伤任带，使任脉不固，带脉失约，而为带下量多；脾虚中阳不振，则面色萎黄或㿠白，神疲乏力，少气懒言，倦怠嗜睡；脾虚失运，则纳少便溏。舌淡胖，苔薄白或白腻，脉细缓，均为脾虚湿阻之征。

治法：健脾益气，升阳除湿。

方药：完带汤（人参、白术、白芍、山药、苍术、陈皮、柴胡、荆芥穗、车前子、甘草）。

若脾虚及肾，兼腰痛者，酌加续断、杜仲、菟丝子温补肾阳，固任止带；若寒湿凝滞腹痛者，酌加香附、艾叶温经理气止痛；若带下日久，滑脱不止者，酌加芡实、龙骨、牡蛎、乌贼骨、金樱子等固涩止带；若脾虚湿蕴化热，带下色黄黏稠，有臭味者，宜健脾除湿，清热止带，方选易黄汤（山药、芡实、黄柏、车前子、白果）。

2. 肾阳虚

证候：带下量多，色淡，质清稀如水，绵绵不断为主症；常伴面色晦暗，畏寒肢冷，腰背冷痛，小腹冷感，夜尿频，小便清长，大便溏薄；舌质淡，苔白润，脉沉迟。

证候分析：肾阳不足，命门火衰，封藏失职，阴液滑脱而下，故带下量多，色淡质清，绵绵不断；阳气不能外达，故畏寒肢冷；肾阳虚外府失荣,故腰背冷痛;肾阳虚胞宫失于温煦,故小腹冷感;肾阳虚上不温脾阳,下不暖膀胱,故大便溏薄,小便清长。舌淡,苔白润,脉沉迟,为肾阳虚之征。

治法:温肾助阳,涩精止带。

方药:肾气丸(熟地黄、山药、山茱萸、泽泻、茯苓、牡丹皮、桂枝、附子)加鹿茸、肉苁蓉、菟丝子、桑螵蛸。

若腹泻便溏者,去肉苁蓉,加补骨脂、肉豆蔻;若精关不固,精液下滑,带下如崩,谓之"白崩",治宜补脾肾,固奇经,佐以涩精止带之品,方选固精丸(山茱肉、茯神、山药、黄柏、远志、五味子、莲子须)。

3.阴虚夹湿热

证候:带下量较多,质稍稠,色黄或赤白相兼,有臭味为主症,或伴阴部灼热或瘙痒;常伴五心烦热,失眠多梦,咽干口燥,头晕耳鸣,腰酸腿软;舌质红,苔薄黄或黄腻,脉细数。

证候分析:肾阴不足,相火偏旺,损伤血络,复感湿热之邪,伤及任、带二脉,故带下量多,色黄或赤白相兼,质稠,有臭气,阴部灼热感;阴虚内热,热扰心神,则五心烦热,失眠多梦;腰为肾之府,肾阴虚则腰膝酸软。舌红,苔薄黄或黄腻,脉细数,均为阴虚夹湿热之征。

治法:滋阴益肾,清热祛湿。

方药:知柏地黄丸(熟地黄、山药、山茱肉、牡丹皮、茯苓、泽泻、知母、黄柏)。

若失眠多梦明显者,加柏子仁、酸枣仁以养心安神;咽干口燥甚者,加沙参、麦冬养阴生津;五心烦热甚者,加地骨皮、银柴胡以清热除烦。

4.湿热下注

证候:带下量多,色黄或呈脓性,气味臭秽为主症,或伴外阴瘙痒或阴中灼热;常伴全身困重乏力,胸闷纳呆,小腹作痛,口苦口腻;小便黄少,大便黏滞难解;舌红,舌苔黄腻,脉滑数。

证候分析:湿热蕴结于下,损伤任、带二脉,故带下量多,色黄或呈脓性,气味臭秽;湿热熏蒸,则胸闷,口苦口腻;湿热内阻中焦,脾失运化,清阳不升,则纳呆,身体困重乏力;湿热蕴结,瘀阻胞脉,则小腹作痛;湿热下注膀胱,可见小便黄少;湿邪黏滞,阻滞肠腑,可见大便黏滞难解。舌红,苔黄腻,脉滑数,为湿热之征。

治法：清热利湿止带。

方药：龙胆泻肝汤（龙胆草、栀子、黄芩、木通、泽泻、车前子、柴胡、甘草、当归、生地黄）。

若湿浊偏甚者，症见带下量多，色白，如豆渣状或凝乳状，阴部瘙痒，脘闷纳差，舌红，苔黄腻，脉滑数，治宜清热利湿，化浊止带，方用萆薢渗湿汤（萆薢、薏苡仁、黄柏、滑石、通草、茯苓、牡丹皮、泽泻）酌加苍术、藿香。

5.湿毒蕴结

证候：带下量多，色黄绿如脓，或五色杂下，质黏稠，臭秽难闻为主症；常伴小腹或腰骶胀痛，烦热头昏，口苦咽干，小便短赤或色黄，大便干结；舌质红，苔黄腻，脉滑数。

证候分析：湿毒内侵，损伤任、带二脉，故带下量多，色黄绿如脓，甚或五色杂下，秽臭难闻；湿毒蕴结，瘀阻胞脉，故小腹或腰骶胀痛；湿浊热毒上蒸，故口苦咽干；湿热伤津，则小便短赤，大便干结。舌红，苔黄腻，脉滑数，为湿毒蕴结之征。

治法：清热解毒，利湿止带。

方药：五味消毒饮（蒲公英、金银花、野菊花、紫花地丁、紫背天葵子）加土茯苓、薏苡仁、黄柏、茵陈。

若腰骶酸痛，带下臭秽难闻者，酌加贯众、马齿苋、鱼腥草等清热解毒除秽；若小便淋痛，兼有白浊者，酌加萆薢、萹蓄、虎杖、甘草梢以清热解毒，除湿通淋。

四、特色疗法

1.耳针 取外生殖器、内生殖器、神门、内分泌、皮质下、肾上腺、盆腔、肝、脾、肾，每次选3~5穴，毫针中度刺激，留针30~40分钟，留针期间每隔10分钟行针1次，1日1次，或埋针，或压王不留行，2~3日换1次。适用于各类阴痒患者。

2.外洗法 洁尔阴、肤阴洁等洗剂，适用于湿热下注或湿毒蕴结的证型。

3.阴道纳药法 甲硝唑阴道泡腾片、保妇康栓等，适用于湿热下注或湿毒蕴结的证型。

五、预防调护

带下过多经过及时治疗多可痊愈，预后良好。若治不及时或治不彻底，或病程迁延日久，反复发作，可致月经异常、盆腔疼痛、癥瘕和不孕症等。若带下病日久不愈，且五色带下秽臭伴癥瘕或形瘦者，要注意排除恶性病变，预后差。

保持外阴清洁干爽，勤换内裤。注意经期、产后卫生，禁止盆浴。经期勿冒雨涉水和久居阴湿之地，以免感受湿邪。不宜过食肥甘或辛辣之品，以免滋生湿热。对具有交叉感染的带下病，在治疗期间需禁止性生活，性伴侣应同时接受治疗。避免多次人工流产。进行妇科检查或手术操作时，应严格执行无菌操作，防止交叉感染。定期进行妇科普查，发现病变及时治疗。

六、案例

顾某，女，26岁。

1982年10月7日初诊。患者自去年5月份行人工流产术后，带下量增多，色黄白相兼，质稠有气味，每于月经前后更多，无阴痒，纳差乏力，腰部有下坠感。素口干喜冷饮，小便黄，大便尚可。舌红，苔薄，脉细。月经后期，量中等，每次经前乳房微胀痛，腹隐痛，末次月经9月13日。妇科检查：宫颈中度糜烂。白带常规检查：未见滴虫、真菌。

中医辨证：脾虚夹湿热。

治法：健脾益气，除湿止带。

方药：完带汤合易黄汤加减。

党参12g，白术10g，山药15g，芡实15g，甘草6g，黄柏12g，荆芥炭4.5g，车前子9g，白芍15g。

1982年10月25日复诊。告知服药后白带量明显减少，色白，质稀，近几天如蛋清样，无气味，舌质正常，脉细。继服上药。3个月以后复诊，告知带下自服中药后一直正常，饮食亦增加，精神较前明显好转，妇科检查：宫颈轻度糜烂。

（梅乾茵.现代著名老中医名著重刊丛书·黄绳武妇科经验集[M].北京：人民卫生出版社，2015.）

第四章 妊 娠 病

第一节 恶 阻

妊娠早期出现严重的恶心呕吐,头晕厌食,甚则食入即吐者,称为"恶阻"。又称"子病""病儿""阻病"等,是妊娠早期最常见的病症之一。

西医学的妊娠剧吐可参照本病辨证治疗。

一、辨病

本病是妊娠早期出现的特有疾病,表现为呕吐发作频繁,厌食,恶闻食气,食入即吐,甚至不食也吐。严重者可致全身乏力,精神萎靡,明显消瘦,甚至黄疸,嗜睡或昏迷,血压降低,体温升高。若妊娠早期仅有恶心择食,头晕倦怠,或晨起偶有呕吐者,为早孕反应,不属病态,一般3个月后逐渐消失。

本病应与葡萄胎、妊娠合并急性阑尾炎、妊娠合并急性胃肠炎、妊娠合并急性胆囊炎、妊娠合并病毒性肝炎相鉴别。

二、病因病机

恶阻的主要病机是冲气上逆,胃失和降。常见病因为脾胃虚弱,孕后经血不泻,冲脉气盛,冲脉隶于阳明,冲气上逆犯胃,胃失和降,反随冲气上逆,而致恶心呕吐;或肝胃不和,冲脉气盛,冲脉附于肝,肝脉挟胃贯膈,上逆犯胃,胃失和降,遂致恶心呕吐;无论何种病机,若病情渐进,出现气阴亏耗,可发展为气阴两虚恶阻重症。

三、辨证论治

本病辨证主要根据呕吐物的性状,结合全身证候、舌脉进行综合分析,以辨其寒、热、虚、实。呕吐清涎或食糜,口淡者,为脾胃虚弱;呕吐痰涎，口中黏腻者，为脾虚痰饮；呕吐酸水或苦水，口干、口苦者，为肝胃不和；干呕或呕吐物有血丝，口渴不欲饮者，为气阴两虚之重症。

治疗原则以调气和中、降逆止呕为主，并应注意饮食和情志的调节，用药宜平和，忌辛燥、升散之品。服药方法以少量多次呷服为宜。

1. 脾胃虚弱

证候：妊娠早期，恶心呕吐，甚则食入即吐为主症，伴口淡，呕吐清涎或食糜，纳呆腹胀；或伴头晕体倦，怠惰思睡；舌淡，苔白，脉缓滑无力。

证候分析：脾胃素虚，升降失常，孕后阴血下聚养胎，冲气上逆犯胃，胃失和降，故恶心呕吐不食，甚则食入即吐；脾胃虚弱，运化失司，水湿内停随胃气上行，或湿聚成痰，故口淡、呕吐清涎或食糜，纳呆腹胀；中阳不振，清阳不升，则头晕体倦；舌淡，苔白，脉缓滑无力，为脾胃虚弱之征。

治法：健脾和胃，降逆止呕。

方药：香砂六君子汤（人参、白术、茯苓、甘草、制半夏、陈皮、木香、砂仁、生姜、大枣）。

若脾胃虚寒，证见呕吐清涎，形寒肢冷，面色苍白，酌加丁香、白豆蔻以增强温中降逆之力；若脾虚夹痰饮，证见胸脘满闷，呕吐痰涎，舌淡，苔厚腻，脉缓滑者，方用小半夏加茯苓汤（制半夏、生姜、茯苓）加白术、砂仁、陈皮；若兼痰热者，酌加竹茹、黄芩清热化痰止呕。

2. 肝胃不和

证候：妊娠早期，呕吐酸水或苦水为主症；伴胸胁满闷，嗳气叹息，便秘溲赤；或伴恶闻油腻，烦渴口苦，头涨而晕；舌红，苔薄黄，脉弦滑。

证候分析：素体肝旺，孕后阴血下聚养胎，肝失血养，肝火偏亢，肝脉挟胃贯膈，肝火上逆犯胃，胃失和降，则恶心呕吐；肝胆互为表里，肝气上逆则胆火随之上升，胆热液泄，故呕吐酸水或苦水；热盛伤津，则烦渴口苦，便秘溲赤；肝热气逆，上扰空窍则头涨而晕；胸胁满痛，嗳气叹息，舌红，苔薄黄，脉弦滑，均为肝热犯胃之征。

治法：清肝和胃，降逆止呕。

方药：加味温胆汤（陈皮、制半夏、茯苓、甘草、枳实、竹茹、黄芩、黄连、麦冬、芦根、生姜）。

若呕甚伤津,口干,舌红者,酌加石斛、玉竹以养阴清热;便秘者,酌加首乌、胡麻仁润肠通便;若心烦不得眠,酌加炒栀子、淡豆豉清热除烦。

以上二证型均可因呕吐不止,不能进食,而导致阴液亏损,精气耗散,出现精神萎靡,形体消瘦,眼眶下陷,双目无神,四肢无力,发热口渴,尿少便结,唇舌干燥,严重者呕吐带血样物,舌红,苔薄黄或光剥,脉细滑数无力等气阴两虚的严重证候。治宜益气养阴,和胃止呕。方用生脉散(人参、麦冬、五味子)合增液汤(生地黄、玄参、麦冬)加陈皮、竹茹、芦根。

呕吐带血样物者,酌加藕节、乌梅炭养阴清热,凉血止血。

如经治疗无好转,出现以下指征时,应考虑终止妊娠:体温持续高于 38℃;卧床休息时心率＞ 120 次 /min;持续黄疸或蛋白尿;出现多发性神经炎及神经性体征;颅内或眼底出血经治疗不好转者,出现韦尼克综合征。

四、特色疗法

1. 穴位贴敷

(1)药物:木香 6g,砂仁 3g,姜竹茹 10g,黄芪 10g,酒黄芩 6g,生地黄 10g,山药 10g,酒萸肉 10g。研成细末或直接选用颗粒剂,以蜂蜜调成糊状,取适量分别敷在患者的双侧内关、关元、中脘穴,以敷料覆盖固定。每次保留 4 ~ 6 小时,每日 1 次。适用于肝胃不和型患者。

(2)药物:吴茱萸 5g,姜制半夏 3g,丁香 3g,干姜 3g,茯苓 5g,生白术 3g。研成细末或直接选用颗粒剂,用蜂蜜调成糊状,取适量贴敷于患者的双侧内关穴、足三里、中脘穴,以敷料覆盖固定。每次保留 4 ~ 6 小时,每日 1 次。适用于脾胃虚弱型患者。

2. 隔姜灸
取患者的双侧内关、足三里穴。患者仰卧位,充分暴露施灸部位,双臂、双腿伸直,手掌向上,将新鲜生姜切成 2 ~ 3mm 厚的姜片,姜片上针刺多个小孔,放上适合姜片大小的小艾炷,点燃,在同侧肢体穴位上灸,最佳温度为局部温热感,每个穴位灸 20 分钟,第 2 天换另一侧,6 天为 1 个疗程,治疗 2 个疗程。适用于脾胃虚弱型患者。

五、预防调护

多数患者经过治疗症状可明显缓解、消失,从而继续妊娠;如若不及时治疗,会出现韦尼克综合征等对生命造成威胁而需终止妊娠。

清淡饮食,避免油腻,适当补充含微量元素、维生素的食物;缓解精神紧张,进行孕期保健知识宣教以减轻精神压力,保持心情愉快,以积极乐观的心态面对疾病。

六、案例

赵某,女,26岁,已婚,沙市市染料厂工人。初诊:1979年6月4日。

患者于去年结婚,婚后曾自然流产一胎。平素心慌,乏力,口干,大便稍结。末次月经3月21日,现已孕2个月余。近来头昏,胸闷,呕吐甚,或呕吐食物,或呕吐酸苦水。右脉沉弦滑数,左脉沉细软(120次/min),舌质红暗,舌苔灰黄,舌边有齿印。

诊断:妊娠恶阻。

证型:脾虚湿阻,日久化火伤阴。

治则:健脾和胃,佐以清热益阴。

方药:六君子汤加减。

党参、白术、茯苓、半夏、陈皮、麦冬、竹茹、紫苏梗各9g,黄连6g,石斛12g,甘草3g。2剂。

伏龙肝汤频服。

二诊:1979年6月6日。患者服上方后,呕吐较前略减,仍觉口干,头昏,睡眠差。脉沉软数(110次/min),舌质红暗。

方药:守前方加减。党参、白术、茯苓、半夏、陈皮、麦冬、竹茹、紫苏梗各9g,黄连6g,石斛12g,黄精9g,甘草3g。4剂。

继服伏龙肝汤。

三诊:1979年6月11日。患者服上药后,呕吐较前大减,现已能纳食,仍有时头昏,心慌,喜冷饮,脉沉软数(108次/min),舌质红略暗。证属脾胃之气渐强,冲逆之气渐平。治宜继续健脾和胃、清热养阴以恢复脾之运化功能。

方药:守上方4剂。

1年后随访,患者云经以上治疗后,呕吐治愈,孕产正常。

(刘云鹏,黄缨,冯宗文,等.中国百年百名中医临床家丛书·刘云鹏[M].北京:中国中医药出版社,2001.)

第二节　异位妊娠

凡孕卵在子宫体腔以外着床发育,称为"异位妊娠"。异位妊娠包括输卵管妊娠、卵巢妊娠、腹腔妊娠、阔韧带妊娠、宫颈妊娠及残角子宫妊娠等。

中西医结合保守治疗异位妊娠在临床应用很广泛,尤其是未破损期的治疗,显示出了中医药治疗的优势。本节主要从中医学角度论述异位妊娠的辨治,临床上常需严格掌握适应证,采用中西医结合方法进行治疗。

一、辨病

可有盆腔炎、不孕症或既往异位妊娠病史;多有停经史;输卵管妊娠未破损时,可表现为一侧下腹隐痛,持续或反复发作,当输卵管妊娠破裂或流产时,可突发一侧下腹部撕裂样或刀割样疼痛,可波及下腹部或全腹,或可引起肩胛区放射性疼痛或胃痛、恶心,亦可伴肛门坠胀感;可有少量阴道流血,个别患者可量多如月经量;输卵管妊娠破损时,可因急性大量腹腔内出血及剧烈腹痛出现晕厥和休克;输卵管妊娠流产或破裂时所形成的血肿时间日久,与周围组织粘连而形成腹部包块。

可通过全身检查、妇科检查、实验室检查及其他检查进行诊断及鉴别诊断。输卵管妊娠应与宫内妊娠流产、卵巢黄体破裂、卵巢囊肿蒂扭转、急性输卵管炎及急性阑尾炎等疾病鉴别。

二、病因病机

异位妊娠发病主要因素体虚弱,肾气不足,饮食劳倦伤脾,中气不足,致运血无力,孕卵不能运达子宫,而成异位妊娠;或素性抑郁、气滞血瘀、感染邪毒、瘀热互结,致胞脉不畅,孕卵受阻不能运达子宫,而成异位妊娠。总的病机是冲任不畅、少腹血瘀。胎元阻络、胎瘀阻滞、气血亏脱、正虚血瘀和瘀结成癥是其不同发展阶段的证候表现。输卵管妊娠未破损期属胎元阻络、胎瘀阻滞;输卵管妊娠已破损期分别属气血亏脱、正虚血瘀和瘀结成癥,瘀阻少腹日久,亦可结而成癥。

三、辨证论治

本病主要根据腹痛程度、有无晕厥、休克等临床症状及血压、B超检查等辨别输卵管妊娠有无破损,参考血HCG的升降判断异位胎元之存殒,并根据全身症状、舌脉之征进一步分辨气血虚实。

本病的治疗以活血化瘀为基本治法。中医中药治疗必须要在有输血、输液及手术准备的条件保障下才能进行,治疗中必须密切观察病情的变化,治疗方案随时根据病情进行调整,及时采取恰当的处理。

1. 未破损期

(1)胎元阻络

证候:停经,或有不规则阴道流血,或少腹隐痛为主症;可有宫颈举摆痛,一侧附件区轻度压痛,或有包块;血HCG阳性;或经B超证实为输卵管妊娠,但未破损;舌质暗,苔薄白,脉弦滑。

证候分析:孕后胎元停于胞络,不能运达子宫体腔,而成为输卵管妊娠未破损期的早期。此时胎元尚存,阻于胞络,气血运行不畅,不通则痛,故少腹隐痛,一侧附件区压痛,或有压痛之包块,血HCG阳性;瘀阻冲任,血不循经,则有不规则阴道出血;舌质暗,苔薄白,脉弦滑为瘀阻之征。

治法:活血化瘀杀胚。

方药:宫外孕Ⅰ号方(赤芍、丹参、桃仁)加蜈蚣(去头足)、紫草、天花粉、三七。

血HCG值较高者,可配合西药甲氨蝶呤或米非司酮杀胚治疗。

(2)胎瘀阻滞

证候:停经,不规则阴道流血,下腹坠胀不适为主症;或一侧附件区包块,可有压痛;血HCG曾经阳性,现转为阴性;舌质暗,脉弦细或涩。

证候分析：此为输卵管妊娠未破损期的晚期，瘀血阻滞，异位胎元失于滋养而自殒，故血 HCG 转为阴性；胎与血互结成瘀，瘀血阻滞胞络，血不循经，故不规则阴道流血；瘀阻气滞，气机不畅，故下腹坠胀不适；胎瘀互结，滞于子络，故一侧附件区包块；舌质暗，脉弦细或涩为胎瘀阻滞之征。

治法：化瘀消癥。

方药：宫外孕Ⅱ号方(丹参、赤芍、桃仁、三棱、莪术)加三七、水蛭。

兼神疲乏力，心悸气短者，加黄芪、党参以益气健脾；兼见腹胀者，加枳壳、川楝子以理气行滞。

2. 已破损期

（1）气血亏脱

证候：停经，不规则阴道流血，突发下腹剧痛为主症；面色苍白，冷汗淋漓，四肢厥冷，烦躁不安，甚或昏厥，血压下降；阴道后穹隆穿刺或腹腔穿刺或 B 超提示有腹腔内出血；舌质淡，苔白，脉芤或细微。

证候分析：异位胎元损伤脉络破损，故突发下腹剧痛；络伤血崩，阴血暴亡，气随血脱，故面色苍白，四肢厥逆，冷汗淋漓，甚或昏厥，血压下降；阴血暴亡则心神失养，故烦躁不安；脉络破损，血液离经妄行，积于腹腔，故阴道后穹隆穿刺或腹腔穿刺或 B 超提示有腹腔内出血；脉芤或细微欲绝，为阴血暴亡，阳气暴脱之征，是危、急、重症，应及时手术止血治疗，术后辅以益气养血、活血化瘀治疗。

治法：益气止血固脱。

方药：生脉散(人参、麦冬、五味子)。

输卵管妊娠流产，腹腔内出血不多，在住院密切观察下可用中医中药治疗；若输卵管妊娠破裂引起大量腹腔内出血，亡血厥脱，应及时手术止血治疗。

（2）正虚血瘀

证候：输卵管妊娠破损后不久，仍腹痛拒按，不规则阴道流血；一侧附件区包块，压痛；头晕神疲；舌质暗，脉细弦。

证候分析：输卵管妊娠破损后，血液离经外溢而为瘀，瘀阻脉络，不通则痛，故仍下腹痛，瘀血留结成癥，故一侧附件区包块，压痛；气随血失，不能濡养，故头晕神疲；舌质暗，脉细弦为气虚血瘀之征。

治法：益气养血，化瘀杀胚。

方药：宫外孕Ⅰ号方加党参、黄芪、蜈蚣（去头足）、紫草、天花粉。

（3）瘀结成癥

证候：输卵管妊娠破损日久，腹痛减轻或消失，小腹或有坠胀不适；一侧附件区包块，可有压痛；血 HCG 曾经阳性，现转为阴性；舌质暗，脉细弦涩。

证候分析：破损日久，胎元已殒，则血 HCG 转为阴性；络伤血溢于少腹而成瘀，瘀积日久而成癥，癥块阻碍气机，则下腹坠胀不适，一侧附件区包块，有压痛；舌质暗，脉细弦涩为瘀血内阻之征。

治法：破瘀消癥。

方药：宫外孕Ⅱ号方加水蛭、穿山甲。

兼短气乏力、神疲纳呆，加黄芪、党参、神曲以益气扶正，健脾助运。若腹胀甚者，加枳壳、川楝子以理气行滞。

四、特色疗法

为加速包块吸收，可配合中医外治法：中药外敷下腹部以消癥散结。

1. 消癥散（经验方）　千年健 60g，续断 120g，追地风、花椒各 60g，五加皮、白芷、桑寄生各 120g，艾叶 500g，透骨草 250g，羌活、独活各 60g，赤芍 120g，当归尾 120g，血竭 60g，乳香 60g，没药 60g。上药共为末，每 250g 一份，纱布包，蒸 30 分钟，趁热外敷，每日 2 次，10 天为一疗程。

2. 双柏散（广州中医药大学第一临床医学院经验方）　侧柏叶、大黄各 60g，黄柏、薄荷、泽兰各 30g。水蜜各半，加热调匀，趁热外敷，每日 2 次，10 天为一疗程。

五、预防调护

异位妊娠根据其妊娠部位、就诊时间、诊断处理是否及时之不同，预后不一。输卵管妊娠早期诊断，可以保守治疗，保存生育能力，但必须在严密观察下保守治疗。如果输卵管妊娠破裂，出血多危及生命，必须手术抢救。

减少宫腔手术及人工流产术，避免产后及流产后的感染；积极治疗慢性盆腔炎、盆腔肿瘤等疾病;有慢性盆腔炎病史的病人,在怀孕前宜做输卵管通畅检查,以减少异位妊娠的发病率;对曾有盆腔炎史、不孕史、放置宫内节育器而停经者,应注意异位妊娠的发生;对异位妊娠术后患者,仍应积极治疗炎症以通畅输卵管。

六、案例

刘某,女,21岁。初诊:1996年9月2日。

患者停经50天,阴道不规则出血18天。8月28日经某院检查,血β-HCG明显高于正常值,B超检查左附件区见54mm×40mm非均质性包块,提示"左输卵管妊娠"。患者不愿手术,要求中医诊治。诊时阴道仍有少量出血,左少腹疼痛,精神尚好,舌暗苔黄,脉弦滑。

中医诊断:癥瘕。

西医诊断:左输卵管妊娠。

治则:化瘀下胚,消癥清热。

方药:活血化瘀汤加减。

益母草30g,当归12g,莪术、卷柏、桃仁、红花各9g,天花粉、赤芍各15g,泽兰、蒲黄炭、大黄炭、黄芩各9g,三七粉(吞服)6g。3剂。

二诊:1996年9月6日。阴道血止,左少腹痛减轻,舌脉同前,守上方3剂。

三诊:1996年9月9日。腹痛消失,复查β-HCG明显下降。前方去天花粉、三七、蒲黄炭,改大黄炭为酒炒大黄,加三棱9g。6剂。

四诊:1996年9月22日。再次查β-HCG,比二诊明显下降。妇科检查、B超复查,子宫及双侧附件均未见异常。

10月22日经潮,量中等,5天净,以后月经正常,通液检查输卵管通畅,1997年2月受孕,足月顺产一男婴。

按语:患者停经50天,阴道不规则出血18天,血β-HCG明显高于正常,其妊娠存在而B超检查宫腔内未发现孕囊,在左侧附件区见非均质性包块,伴有左少腹疼痛,其输卵管妊娠可确定。由于腹腔内出血量少,适合于中医保守治疗,方中重用益母草活血祛瘀兼有收缩子宫之效,桃红四物汤去熟地黄以养血活血,莪术、卷柏、泽兰均为祛瘀消癥之品,大黄炭、蒲黄炭活血止血,适用于有阴道出血的患者,天花粉有杀胚之力,黄芩清热祛湿,三七粉活血止血,共奏活血化瘀、杀胚消癥之功。经上方治疗,包块消失而月经正常,并终获一正常胎儿。

（刘云鹏,黄缨,冯宗文,等.中国百年百名中医临床家丛书·刘云鹏[M].北京:中国中医药出版社,2001.）

第三节　胎漏、胎动不安

妊娠期间阴道少量流血,时作时止,或淋漓不断,而无腰酸腹痛、小腹坠胀者,称为胎漏,亦称胞漏,或漏胎。妊娠期间出现腰酸、腹痛或下腹坠胀,或伴有少量阴道流血者,称为胎动不安。胎漏、胎动不安常是堕胎、小产的先兆,多发生于妊娠早期,少数在妊娠中期。

西医学妊娠早期的先兆流产和妊娠中晚期的前置胎盘出血可参照本病治疗。

一、辨病

胎漏以妊娠期间出现阴道少量出血为特点,不伴有腰酸、腹痛、小腹坠胀;胎动不安以妊娠期间出现腰酸、或腹胀、或下腹坠胀为特点,伴有或不伴有阴道出血。

妇科检查、妊娠试验及 B 超检测可诊断本病,并与异位妊娠、葡萄胎、宫颈病变出血等疾病鉴别。

二、病因病机

本病主要病机是冲任损伤,胎元不固。病因有母体与胎元两方面。胎元方面,多因父母之精气不足,两精虽能结合,但胎元不固,或胎元有所缺陷,胎多不能成实;母体方面,多因肾虚、气血虚弱、血热、血瘀等,均可影响母体气血或直伤胎元引起胎漏、胎动不安。

三、辨证论治

本病当根据阴道流血量、色、质及腹痛、腰酸、小腹下坠的性质,并结合全身症状及舌脉之征进行辨证。

治疗以补肾固冲安胎为大法，根据不同情况配合健脾益气、补血养阴、清热凉血、化瘀固冲等治法。本病治疗需严密动态观察，如发展为胎殒难留，则当下胎益母，必要时亦可根据病情结合西医治疗。

1. 肾虚

证候：妊娠期间阴道少量流血，色淡暗，腰酸腹坠痛为主症，或曾屡孕屡堕；头晕耳鸣，小便频数，夜尿多，甚至失禁；舌质淡，苔白，脉沉滑尺弱。

证候分析：肾为冲任之本，胞系于肾，肾虚而冲任失固，系胞无力，故孕后出现阴道少量流血，色淡暗，小腹坠痛不适；腰为肾之府，肾虚外府失荣，故腰酸；肾虚髓海不充，脑失所养，故头晕耳鸣；肾虚膀胱失约，故小便频数，夜尿多，甚或失禁；舌淡苔白，脉沉滑尺弱，均为肾虚之候。

治法：补肾健脾，益气安胎。

方药：寿胎丸（菟丝子、桑寄生、续断、阿胶）加党参、白术。

若阴道流血量偏多，加仙鹤草、旱莲草养血止血。若小便频数，甚至失禁者，加益智仁、覆盆子温肾固脬；若偏于脾肾两虚，兼见神疲乏力、纳呆食少、大便溏，舌淡苔白，脉沉弱，治以补肾健脾，固冲安胎，方用安奠二天汤（人参、熟地黄、白术、山药、山茱萸、杜仲、枸杞子、白扁豆、炙甘草）；若偏于肾阳虚，兼有腰酸如折，畏寒肢冷，小便清长、频数，夜尿多，甚至失禁，大便溏，舌淡苔白，脉沉滑尺弱，治宜温补脾肾，固冲安胎，方用补肾安胎饮（菟丝子、续断、杜仲、桑寄生、狗脊、补骨脂、人参、白术、阿胶、艾叶）。

2. 气血虚弱

证候：妊娠期间阴道少量流血，色淡红，质稀薄，小腹空坠疼痛为主症，伴腰酸；神疲肢倦，心悸气短，面色㿠白；舌质淡，苔薄白，脉细滑。

证候分析：气虚胎失所载，血虚胎失所养，气血虚弱，冲任失养，胎气不固，故妊娠期间阴道少量流血，色淡红，质稀薄；气虚升举无力，血虚胞脉失养，故小腹空坠疼痛；气血虚弱，不能化精滋肾，故腰酸；气虚阳气不布，故神疲肢倦，心悸气短，面色㿠白；舌质淡，苔薄白，脉细滑，均为气血虚弱之征。

治法：补气养血，固肾安胎。

方药：胎元饮（人参、杜仲、白芍、熟地黄、白术、陈皮、炙甘草、当归)去当归加黄芪、阿胶。

若气虚甚,加升麻益气升提,固摄胎元,或加炖服高丽参6~20g,每周1~2次,连服1~2周以大补元气。若腰酸明显,或有堕胎史,可与寿胎丸合用,增强补肾安胎之功。

3.血热

证候:妊娠期间阴道流血,色鲜红为主症,或伴腰腹坠胀作痛;心烦不安,手足心热,口干咽燥,小便短黄,大便秘结;舌质红,苔黄,脉滑数。

证候分析:热扰冲任,迫血妄行,冲任不固,血海不宁,故妊娠期间阴道流血,色鲜红,或腰腹坠胀作痛;热扰心神,故心烦不安,热伤阴津,故手足心热,口干咽燥,溲黄便结;舌红,苔黄,脉滑数,均为血热之征。

治法:滋阴清热,养血安胎。

方药:保阴煎(生地黄、熟地黄、山药、白芍、黄芩、黄柏、续断、甘草)加苎麻根。

若阴道流血多,可加阿胶、旱莲草、仙鹤草养阴清热止血。

4.血瘀

证候:素有癥瘕,孕后常有腰酸腹痛下坠,阴道不时少量流血,色暗红;或妊娠期间跌仆闪挫,继之腹痛或少量阴道流血;舌质暗红,或有瘀斑,苔白,脉弦滑或沉弦。

证候分析:癥瘕结于胞宫,阻滞气血,孕后胎体渐长,阻滞更甚,不通则痛,癥瘕损伤冲任,故腰酸腹痛下坠;血瘀络阻,血不循经,故阴道不时少量流血,色暗红;或跌仆闪挫,气血失和,胞宫胞脉瘀滞,损伤冲任,胎元不固,故孕后腰酸腹痛下坠,阴道少量流血,色暗红;舌暗红,或有瘀斑,苔白,脉弦滑或沉弦,均为血瘀之征。

治法:化瘀养血,固肾安胎。

方药:桂枝茯苓丸(桂枝、赤芍、桃仁、牡丹皮、茯苓)合寿胎丸(菟丝子、桑寄生、续断、阿胶)。

若为跌仆闪挫所致胎漏、胎动不安,可选圣愈汤(人参、黄芪、当归、川芎、熟地黄、生地黄)合寿胎丸益气和血,固肾安胎。

四、特色疗法

双侧耳穴埋豆 皮质下、肾、心、肝、交感及内分泌,两耳交替治疗,每次 3~4 穴,王不留行贴压固定,每天揉按 4~5 次,每次 5~10 分钟,发热为度,每周休息 1 天。

五、预防调护

胎漏、胎动不安,经积极稳妥治疗后,大多可继续正常妊娠,分娩健康的婴儿。若安胎失败,原因复杂,若为父母遗传基因的缺陷或子宫畸形等是非药物治疗所能奏效的。故流产后必须检查夫妇双方的原因,预防滑胎发生。

流产大多是可以预防的。应提倡婚前、孕前检查,在夫妇双方身体最佳状态下妊娠,未病先防;孕后首忌交合,以静养胎。调畅情怀,生活有节;已病防变,及早安胎,围产保健,母子平安。

六、案例

龙某,女,25 岁,已婚,入院时间 1990 年 2 月 23 日。

主诉:孕 3 月余,阴道少量出血 2 天。

现病史:患者末次月经 1989 年 10 月 28 日,现已停经 3 个月半,近 2 天来阴道少量出血,色鲜红,无明显腰腹痛。门诊 B 超示:胎儿存活。今以"胎漏"(先兆流产)入院。入院时阴道有少量出血,小腹部轻压痛,无腰痛,饮食、精神尚可,二便调,舌质红,苔灰黄,脉软滑。妇科检查:子宫孕 3 月大小,质软。

中医诊断:胎漏(热扰冲任,血溢于下)。

西医诊断:先兆流产。

治则:清热固冲安胎。

方药:保阴煎加味。

生地黄 9g,熟地黄 9g,黄芩 9g,续断 12g,甘草 9g,白芍 9g,山药 15g,黄柏 9g,菟丝子 15g,桑寄生 15g,阿胶(兑)9g。4 剂。

服药 4 剂后,阴道已不出血,无腰腹痛。继服原方调理半月出院。出院时,B 超显示:胎儿存活,发育正常。

(刘云鹏,黄缨,冯宗文,等.中国百年百名中医临床家丛书·刘云鹏[M].北京:中国中医药出版社,2001.)

第四节 滑 胎

凡堕胎、小产连续发生 3 次或以上者,称为"滑胎",亦称"数堕胎""屡孕屡堕"。

西医学复发性流产可参照本病治疗。

一、辨病

滑胎以连续发生 3 次或 3 次以上堕胎或小产为主症,应注意其连续性和自然殒堕的特点,多数滑胎病人,堕胎或小产往往发生在妊娠后的相同月份,正所谓"应期而下"。但亦有部分病人滑胎不在相同月份。

西医学认为,导致复发性流产的病因甚为复杂,且多与遗传、内分泌、感染、解剖、免疫等因素有关。应排除男方或女方非药物所能奏效的因素针对病因辨证论治。

二、病因病机

本病主要病机是冲任损伤,胎元不固。肾虚冲任不固,胎失所系;气血虚弱不能载胎、养胎,胎元不固;宿有癥瘕,瘀阻胞宫,损伤胎元;父母一方或双方之精气不足,两精虽能结合,但胎元不健,不能成实,均可致屡孕屡堕。

三、辨证论治

临证必须察明原因所在,排除各种非药物所能奏效的因素。再次妊娠前,务求明确病因,调理脾肾气血以固本。并根据体质、月经、带下及舌脉等四诊合参,辨病与辨证结合。

滑胎病因复杂,防重于治,治疗应本着预防为主、防治结合的阶段性原则,重视"预培其损"。滑胎以虚证居多,调和气血阴阳,改善体质,做到未病先防;孕后即进行安胎治疗,补肾健脾、调和气血为主;动态观察母体和胎元之情况,治疗期限应超过以往堕胎、小产之孕周。一般需治疗至妊娠12周以上。

1. 肾虚

证候：屡孕屡堕，或每次如期而堕为主症；伴头晕耳鸣，精神萎靡，目眶暗黑，或面色晦暗，腰酸膝软；舌淡暗，苔白，脉沉弱。

证候分析：肾虚冲任不固，胎失所系，故屡孕屡堕；肾虚髓海不足，清窍失养，故头晕耳鸣；肾虚命火不足，阳气不能外达，则精神萎靡，目眶暗黑，或面色晦暗；腰为肾之府，肾虚则腰酸膝软；舌淡暗，脉沉弱，均为肾虚之征。

治法：补肾固冲，益气养血。

方药：补肾固冲丸（菟丝子、续断、巴戟天、杜仲、当归、熟地黄、鹿角霜、枸杞子、阿胶、党参、白术、大枣、砂仁）。

若肾阴不足，虚火亢盛，证见口苦咽干，心烦不寐，形体消瘦，大便干结，舌红，苔薄黄，治宜滋肾养阴，清热养血，方用保阴煎（生地黄、熟地黄、黄芩、黄柏、白芍、山药、续断、甘草）。

2. 气血虚弱

证候：屡孕屡堕为主症，伴月经量少或色淡；眩晕心悸，神疲乏力，面色苍白；舌淡白，苔薄，脉细弱。

证候分析：气虚则胎失所载，血虚则胎失所养，故屡孕屡堕；冲任不充，则经血少、色淡；血脉空虚，则眩晕心悸；气虚失运，则神疲乏力；气血不荣肌肤，则面色苍白；舌淡白，苔薄，脉细弱，为气血两虚之征。

治法：益气养血，固冲安胎。

方药：泰山磐石散（人参、黄芪、当归、续断、黄芩、川芎、白芍、熟地黄、白术、炙甘草、砂仁、糯米）

若再次妊娠，有胎漏下血者，宜去川芎，加阿胶、菟丝子、覆盆子以固摄安胎。

3. 血瘀

证候：宿有癥瘕，屡孕屡堕为主症；月经过多或经期延长，经色紫暗，或有血块，或经行腹痛；舌暗或有瘀点、瘀斑，苔薄，脉弦细或涩。

证候分析：宿有癥疾，瘀血阻滞胞宫，胎元不固，故屡孕屡堕；瘀阻胞脉，新血不得循经，故经量过多或经期延长，经色紫暗；瘀血内阻，气机不畅,故经行腹痛;舌暗或有瘀点、瘀斑,脉弦细或涩,为癥病而有瘀血内滞之征。

治法:行气活血,消癥散结。

方药:桂枝茯苓丸(桂枝、赤芍、桃仁、牡丹皮、茯苓)加香附、橘核。

若拟再次妊娠,宜停药观察。在妊娠早期,应定期检查癥瘕与胎元的情况。

四、特色疗法

1. 菟丝子粥 菟丝子 60g、粳米 100g。制用法:将菟丝子捣碎,加水 800ml,煎至 500ml 后去渣取汁,将粳米放入药汁中煮成粥。粥熟时即可食用。具有补虚滋肾安胎之功效,适用于肾虚证患者。

2. 苎麻根糯米粥 苎麻根 60g、红枣 10 枚、糯米 100g。制用法:将苎麻根加水 1 000ml,煎至 500ml 后去渣取汁,在煎汁中加入糯米、红枣,煮成粥。粥熟后即可服用。三者合用具有清热补虚、止血安胎之功效,适用于气血虚弱兼血热证患者。

五、预防调护

对于滑胎患者,必须察明原因所在,排除各种非药物所能奏效的因素。非器质性引起的滑胎,经过系统的治疗,预后可望良好。

对曾经发生过堕胎、小产者,应在下次受孕前做好全面检查,在夫妇双方身体最佳状态下妊娠,做到未病先防。孕后宜保持心情愉快,消除忧虑和恐惧心理,勿过度劳累,孕早期禁止性生活,避免跌仆损伤,维护气血平和,使胎元健固。遵守医嘱,用药保胎时间应超过既往堕胎小产时间 2 周。

六、案例

曾某,女,29 岁,已婚,沙市第二中学教师。初诊:1973 年 9 月28 日。

患者自述婚后怀孕 4 次,均在 45 天左右流产,妊娠期间曾多方治疗,均未获效。末次月经 1973 年 8 月 2 日。现停经 56 天,查尿 HCG(+),前来我处就诊,要求保胎。诊时少腹两侧呈牵掣性疼痛,腰痛。大便数日一行,但不干结。胸闷阻,舌红,苔黄,脉滑。

诊断:滑胎(脾肾两虚,胞脉失养兼有郁热)。

治则:脾肾双补,清热和营止痛。

方药:泰山磐石散加味。

党参 15g,白术 30g,扁豆 12g,山药 30g,炙甘草 6g,熟地黄 30g,白芍 24g,黄芩 9g,杜仲 12g,枸杞子 12g,川芎 6g,枣皮 9g。4 剂。

二诊:1973 年 10 月 5 日。患者服药后腹痛减轻。现仍感腰痛,伴呕吐,就诊以来大便一直未解。舌红苔淡黄,脉滑。继续双补脾肾,清热和营止痛。守前方,川芎改为大腹皮 4g,连服 20 剂。

三诊:1973 年 11 月 5 日。患者已孕 3 月余,服前方后,上述症状消失。近几天来,又出现阵发性下腹坠痛,有时腰痛。恶心呕吐,但饮食逐渐增加。舌红苔薄,脉滑。证属脾肾两虚,升降失司。治宜双补脾肾,升清降浊。

前方加减:党参 30g,白术 30g,扁豆 9g,山药 15g,熟地黄 30g,白芍 24g,杜仲 12g,枸杞子 12g,黄芩 9g,竹茹 9g,升麻 6g,柴胡 6g,枣皮 9g,甘草 3g。3 剂。

后按本方出入进退继续服药 14 剂。

四诊:1974 年 2 月 21 日。孕妇已妊娠 6 月余。近 2 天腰腹胀痛较剧,甚至影响睡眠,舌红苔淡黄,脉弦滑。守初诊方 3 剂。

五诊:1974 年 3 月 22 日。患者孕近 8 个月,服上方后,腹痛较前减轻,有时腰痛,检查有明显宫缩。仍守上方加减:党参 30g,白术 30g,扁豆 9g,山药 15g,熟地黄 30g,白芍 30g,枸杞子 12g,杜仲 12g,枣皮 9g,甘草 3g。4 剂。

随访:患者服上方后诸症消失,于 1974 年 5 月 26 日分娩,因胎儿过大,宫缩乏力,剖腹娩出一存活男婴,体重 4kg。

(刘云鹏,黄缨,冯宗文,等.中国百年百名中医临床家丛书·刘云鹏[M].北京:中国中医药出版社,2001.)

第五章 | 产 后 病

第一节 产后发热

产褥期内,出现发热持续不退,或突然高热寒战,并伴有其他症状者,称为"产后发热"。

如产后 1~2 天内,仅有轻微发热,而无其他症状,这是由于阴血骤虚,营卫失调所致,多能自行退热,属生理性发热;或产后 3~4 天内,泌乳期间有低热,俗称"蒸乳",这种现象也可自然消失,不属病理范围。

西医学的产褥感染可参照本病辨证治疗。

一、辨病

本病临床特点为产褥期出现发热,尤以新产后多见,表现为持续发热,或突然寒战高热,或发热恶寒,或寒热时作,或低热缠绵等,多伴有恶露异常和小腹疼痛。

当与产后小便淋痛、产后乳痈、蒸乳发热等病变相鉴别。产后乳痈多在产后 3~4 天内出现发热,伴乳房局部肿痛。产后小便淋痛在发热恶寒的同时,伴有尿频、尿急、淋沥涩痛、尿黄或赤等。蒸乳发热在产后 3~4 天泌乳期见低热,可自然消失,不属病理范畴。

二、病因病机

本病的主要病机有感染邪毒,正邪交争;外邪袭表,营卫不和;阴血骤虚,阳气外散;败血内停,营卫不通。

分娩产创出血,或产时用力,气血耗伤,胞脉空虚,若接生不慎,或产后护理不当,邪毒乘虚侵入,直犯冲任、胞宫,正邪相争而致发热。新产体虚,元气不足,卫阳不固,若感受风、寒、暑、湿、热之邪气,邪客肌表,营卫不和而发热。素体阴血不足,加之产时、产后失血过多,阴血骤虚,阳气浮于外而发热。素体情志不畅,气机郁滞,或产后起居不慎,外感寒邪,寒凝血滞,或胞衣残留,阻滞胞脉,或胞宫复旧不良,恶露不畅,瘀血内停冲任、胞宫,郁而发热。

三、辨证论治

本病应根据发热特点,恶露的量、色、质、味及腹痛的性质,结合兼证、舌脉,辨其虚实。若高热寒战,恶露臭秽或色紫暗有血块,小腹疼痛拒按,舌红或紫暗,脉数有力者,多为实;若低热不退,恶露量少,色淡质稀,腹痛绵绵,舌淡,苔薄白,脉细数者,多为虚;若恶寒发热,头身疼痛,鼻塞流涕,苔薄白,脉浮者,为外感发热证。

本病治疗以调气血、和营卫为主,时时不忘产后"多虚多瘀"之特点,补虚不留瘀,祛瘀不伤正。

1. 感染邪毒

证候:产后高热寒战,壮热不退,恶露或多或少,色紫暗如败酱,气臭秽为主症,或伴小腹疼痛拒按,心烦口渴,尿少色黄,大便燥结;舌红,苔黄,脉弦数。

证候分析:新产血室正开,胞脉空虚,邪毒乘虚侵犯胞宫,正邪交争急剧,故高热寒战,壮热不退;邪毒与瘀血互结,阻于胞宫,恶露排出不畅,故小腹疼痛拒按;热毒熏蒸,故恶露色如败酱,气臭秽;热扰心神故心烦;热盛津伤故口渴,尿少色黄,大便燥结;舌脉均为邪毒内燔之征。

治法:清热解毒,凉血化瘀。

方药:五味消毒饮(蒲公英、金银花、野菊花、紫花地丁、天葵子)合失笑散(蒲黄、五灵脂)加丹皮、赤芍、益母草。

若证见持续高热,神昏谵语,甚至昏迷,面色苍白,四肢厥冷,此为热入心包,热深厥深之象,方用清营汤(水牛角、生地黄、玄参、竹叶、麦冬、丹参、黄连、金银花、连翘)送服安宫牛黄丸或紫雪丹以清心开窍,同时配合西医治疗,给予急症处理。

2. 外感

证候:产后恶寒发热、头痛无汗为主症,常伴肢体酸痛,鼻塞流涕,咳嗽;舌苔薄白,脉浮紧。

证候分析:产后元气虚弱,卫阳不固,风寒袭表,正邪交争,则恶寒发热;风寒束表则无汗;风寒客于太阳经脉,故肢体酸痛;肺气失宣则鼻流清涕,咳嗽;苔薄白,脉浮紧,为风寒袭表之征。

治法:养血疏风。

方药:荆穗四物汤(荆芥、熟地黄、当归、川芎、白芍)加防风、苏叶。

若新产后感受风热证,证见发热,头痛自汗,口干咽痛,咳嗽痰黄,舌红,苔薄黄,脉浮数,治宜辛凉解表,疏风清热。方用银翘散(连翘、金银花、桔梗、薄荷、竹叶、生甘草、荆芥穗、淡豆豉、牛蒡子)。若邪在半表半里,证见寒热往来,口苦咽干,胸胁痞满,默默不欲食,舌苔白润,脉弦,治宜和解少阳,方用小柴胡汤(柴胡、黄芩、人参、炙甘草、半夏、生姜、大枣)。

3. 血虚

证候:产后低热不退,自汗出为主症,常伴恶露量少,色淡质稀,小腹绵绵作痛,头晕眼花,心悸失眠;舌淡红,脉细弱。

证候分析:产时产后失血伤津,阴血骤虚,阴不敛阳,虚阳外浮,故低热缠绵,自汗;血虚冲任不足,故恶露量少,色淡质稀;血虚,胞脉失养,故腹痛绵绵;血虚不能上荣,故头晕眼花;血虚,心神失养,故心悸失眠;舌淡红,脉细弱,均为血虚之征。

治法:补血益气,和营退热。

方药:八珍汤(当归、川芎、白芍、熟地黄、人参、白术、茯苓、炙甘草)加枸杞、黄芪。

若证见午后潮热,两颧发红,口渴欲饮,便干溲黄,舌质红,少苔,脉细数,属阴血亏虚,治宜滋阴养血清热,方用加减一阴煎(生地黄、白芍、麦冬、熟地黄、炙甘草、知母、地骨皮)加白薇。

4. 血虚

证候:产后寒热时作,恶露不下或下亦甚少,色紫暗有块为主症,常伴小腹疼痛拒按,块下痛减,口干不欲饮;舌质紫暗或有瘀点,脉弦数或涩。

证候分析:新产后瘀血内停,营卫失调,则寒热时作;瘀血阻滞胞中,恶露排出不畅,故恶露紫暗有块,不通则痛,故小腹疼痛拒按;舌脉均为血瘀之征。

治法:活血化瘀,和营退热。

方药:生化汤(当归、川芎、桃仁、炮姜、炙甘草)加丹参、丹皮、益母草。

四、特色疗法

1. 中药足浴 荆芥、防风、紫苏叶、陈艾叶、葱白、生姜各30g,将上药3 000ml水煎取汁,倒入浴盆中,先熏双足心,待温度适宜时再洗浴双足,并浸泡10~15分钟。每天1剂,每天2~3次,病愈则止。适宜于外感风寒证。

2. 中药灌肠法 丹参、鸡血藤、蒲公英、红藤、紫花地丁、败酱草各30g,桃仁、红花、三棱、莪术各20g,浓煎至100ml,保留灌肠,每日1次。此法适用于感染邪毒证。

五、预防与调护

感染邪毒证和暑热外感证若失治误治,则传遍变迅速,甚至热入心包,病情危急,须需中西医结合紧急救治。

预防本病当注意孕期保健,产时严格无菌操作,产后加强调护,避风寒,禁房事,保持外阴清洁。

六、案例

王某,女,25岁。

产后7日,发热3天。患者7日前经会阴侧切足月分娩一子,产程顺利,近3日忽觉发热,有时体温高达39℃,恶露淋漓,血量忽多忽少,色黑如败酱,有污臭气味,小腹疼痛拒按,口干苦,喜冷饮,面色红赤,大便干燥,小便色赤而短。舌质红,苔黄腻,脉洪数。既往体健,无特殊病史。无特殊经带胎产史。查体温38.5℃。血常规:红细胞3.8×10^{12}/L,白细胞12×10^{9}/L,中性粒细胞86%,淋巴细胞14%。妇科检查:外阴侧切处略显红肿,宫颈光滑,阴道内可见暗红色血迹,有臭味,黏膜充血,触及子宫压痛明显,活动受阻,左侧附件增厚,右侧附件正常。

中医辨证:感染邪毒。

治法:清热解毒,活血化瘀。

方药:五味消毒饮合失笑散加减。

金银花20g,野菊花15g,紫花地丁30g,天葵15g,鱼腥草30g,蒲公英30g,桃仁10g,赤芍10g,牡丹皮10g,玄参10g,麦冬10g,黄柏6g,甘草6g,失笑散12g(包)。3剂,水煎服,每日1剂,凉服。

服药后诸症均减,但体温高于正常(37.8℃),恶露少许,略有气味,按前方出入,去化瘀利湿之品,加红藤20g,贯众炭12g。续服5剂。服药后恶露已净,体温、血象恢复正常,续用八珍汤善后。

(王立国.中医妇科学教学病案精选[M].长沙:湖南科学技术出版社,2000.)

第二节 产后恶露不绝

产后血性恶露持续10天以上,仍淋漓不尽者,称为"产后恶露不绝",又称"产后恶露不止""产后恶露不尽"。

西医学中的晚期产后出血及人工流产、药物流产后表现为恶露淋漓不尽者,可参照本病治疗和处理。

一、辨病

本病以产后血性恶露持续10天以上仍淋漓不止,并可伴有色、质、气味的异常为主要特点;或伴有腰酸腹痛。出血多时,可合并贫血,重者可致虚脱血晕。

结合妇科彩超检查和实验室检查,注意与妊娠合并子宫肌瘤、绒毛膜癌及凝血功能障碍等疾病相鉴别。

二、病因病机

产后恶露不绝的基本病机是冲任不固,胞宫藏泻失度,气血运行失常。气虚冲任不固,血热迫血妄行,血瘀血不归经,均可导致恶露淋漓不绝。

三、辨证论治

产后恶露不绝辨证应从恶露的量、色、质、气味辨其寒、热、虚、实。若恶露量多、色淡红、质清稀、无臭气者,多为气虚;若量多、色红或红绛、质黏稠或有臭味者,多为血热;若恶露量时多时少,色紫暗,时有血块,多为血瘀。

本病治疗原则为虚者补之,热者清之,瘀者攻之,随证加用相应的止血药,同时注意产后多虚多瘀的特点,补虚勿碍邪,祛邪勿伤正。本病必要时中西医结合治疗。

1.气虚

证候:产后恶露逾期不止,量多,色淡,质稀,多无臭味为主症;常伴面色㿠白,神疲倦怠,气短懒言,小腹空坠;舌淡,苔薄白,脉缓弱。

证候分析:气虚血失统摄,故恶露逾期不止而量多,色淡质稀;气血匮乏,头面失于荣养,故见面色㿠白;中气不足,清阳不升,故小腹空坠,神疲倦怠,气短懒言。舌淡,苔薄白,脉缓弱,均为气虚之征。

治法:补气摄血固冲。

方药:补中益气汤(黄芪、人参、炙甘草、白术、陈皮、当归、升麻、柴胡)加棕榈炭、阿胶珠。

若腰酸肢软,头晕耳鸣者,可加山茱萸、女贞子、旱莲草补肝肾、固冲任。

2.血热

证候:产后恶露逾期不止,量较多,色红或深红,质稠,或色如败酱,气臭秽为主症,或伴有腹痛拒按,尿赤便秘,常伴五心烦热,口燥咽干;舌红,苔燥或少苔,脉滑数或细数。

证候分析:产时产后失血伤津,阴液亏耗,虚热内生,热扰冲任,迫血妄行,故恶露逾期不止,量较多,色深红质稠;热灼津液,故见五心烦热,口燥咽干,便秘;若产时操作不洁或产后感染邪毒,血热互结成瘀,故恶露色如败酱而臭秽,并兼腹痛拒按。舌红,苔燥或苔少,脉滑数,为热盛阴伤之征。

治法:养阴清热,凉血止血。

方药:保阴煎(生地黄、熟地黄、芍药、山药、续断、黄芩、黄柏、生甘草)去山药、续断加败酱草、鱼腥草。

若见恶露量多或少,色深红,有血块,心烦,口苦咽干,两胁胀痛,舌红苔黄,脉弦数者,证属肝郁血热,治宜疏肝解郁,清热凉血。方用丹栀逍遥散(柴胡、当归、白芍、白术、茯苓、甘草、牡丹皮、栀子)加生地黄、旱莲草、地榆炭。

3.血瘀

证候:产后恶露过期不尽,量时多时少,或淋漓不畅,血色紫暗夹块为主症,或伴小腹疼痛拒按,块下痛减;舌紫暗,边尖有瘀斑瘀点,苔薄,脉弦涩。

证候分析:瘀血阻滞胞宫,新血不得归经,故恶露过期不止;瘀血阻滞,气血不通,故恶露涩滞,紫暗有块,腹痛拒按,块下痛减;舌紫暗有瘀斑瘀点,脉弦涩,均为瘀血之征。

治法:活血化瘀,理血归经。

方药:生化汤(川芎、当归、甘草、炮姜、桃仁)加益母草、蒲黄炭、三七。

若气虚者,加黄芪、党参益气;胞衣残留者,视具体情况,及时行清宫术,中西医结合治疗。

四、特色疗法

1.针灸治疗 基本处方关元、气海、血海、三阴交。气虚失摄者加足三里、脾俞,针用补法;血瘀者加地机、膈俞,针用平补平泻法;血热者加中极、行间、然谷,针用泻法,1日1次。

2.耳针 取内生殖器、皮质下、交感、内分泌,弱刺激,每次15~20分钟,1日1次。

五、预防调护

产后恶露不绝若能及时治疗,大多可愈。反之,出血日久可导致贫血,如有胎盘胎膜残留,可继发感染,严重者可因出血过多而昏厥,应积极抢救。对于产后出血淋漓不止,达2~3个月者,应高度警惕滋养细胞疾病,宜做相关检查。

加强早期妊娠检查及孕期营养调护,提倡住院分娩。胎盘娩出后,必须仔细检查胎盘胎膜是否完整,有无副胎盘。如发现有宫腔残留,应立即清宫。产后注意适当休息,注意产褥卫生,避免感受风寒。增加营养,不宜过食辛燥之品。提倡做产后保健操。

六、案例

袁某某,女,成都某信箱厂工人。

诊断日期:1978 年 4 月 6 日。

症状:产后 20 多天,腰酸痛,小腹痛,恶露淋漓不止,自汗出,口味不开,纳食少,睡眠差,梦多,小便色黄,口干喜饮水。脉弦细,舌质红,无苔。

中医辨证:血热气滞,冲任空虚。

治法:养阴清热,理气调冲止血。

方药:自制方(王渭川验方)。

生地黄 12g,熟地黄 12g,白芍 12g,麦冬 15g,山药 20g,连翘 12g,制香附 10g,乌药 10g,木香 6g,女贞子 20g,旱莲草 24g,乌贼骨 15g,茜草根 15g,冬瓜仁 20g,砂仁 3g。

疗效:上方连服 6 剂,诸症均解。

(王渭川 . 王渭川妇科治疗经验[M]. 成都:四川人民出版社,1981.)

第三节　产后腹痛

产妇在产褥期间,发生与分娩或产褥有关的小腹疼痛,称为"产后腹痛";因瘀血所致者,称"儿枕痛"。

西医学的产后子宫收缩痛可参照本病辨证治疗。

一、辨病

本病临床特点为分娩 1 周以上,小腹疼痛仍不消失,或产后不足 1 周,但小腹阵发性疼痛加剧,或伴有恶露异常。

当与产褥感染腹痛、伤食腹痛等病变相鉴别。产褥感染腹痛有全身疾病、阴道流血、子宫复旧不良、恶露异常及伤口感染病史，腹痛持续不减而拒按，伴恶寒发热，恶露臭秽。伤食腹痛有饮食不节史，疼痛部位多在胃脘部，伴有嗳腐吞酸，食欲不振，大便或秘或溏滞不爽等消化道症状。恶露可无改变。

二、病因病机

本病的主要病机是气血运行不畅、迟滞而痛。虚者是不荣而痛；实者是不通而痛。常见原因有血虚、血瘀及热结。血虚多因产前素体虚弱，气血不足，或复因产时、产后失血过多，冲任、胞宫失于濡养，不荣则痛；血瘀多因产后元气虚损，脏腑虚弱，运血无力，血行不畅，或起居不慎，风寒之邪乘虚而入，血为寒凝，或情志内伤，气滞血瘀，不通则痛；热结多因产后摄生不慎，邪毒内侵，入里化热，与血搏结，痹阻胞脉，败血不下而不通则痛。

三、辨证论治

临证主要以腹痛的性质，恶露的量、色、质，并结合兼证、舌脉辨其虚实。若小腹隐痛，喜温喜按，恶露量少，色淡质稀者，多属气血两虚证；小腹胀痛或刺痛，疼痛拒按，恶露不畅，色紫暗或有块者，多属瘀阻胞宫证；若小腹灼热疼痛，恶露色暗，或如败酱，气味臭秽，多属热结。

本病治疗以补虚化瘀，调畅气血为主。虚者补而调之，瘀者行而通之。根据产后多虚多瘀的特点，补虚勿过于滋腻，以免涩滞气血；逐瘀勿过于攻伐，以免损伤正气。若经检查，确有胎盘、胎衣残留者，当以手术清除宫内残留物。

1. 血虚

证候：产后小腹隐隐作痛，喜温喜按为主症，常伴恶露量少，色淡质稀；或伴面色苍白，头晕眼花，心悸怔忡，大便干结；舌质淡，苔薄白，脉细无力。

证候分析：素体气血不足，复因生产耗气伤血，冲任气血不足，胞宫失养，不荣则痛，故小腹隐痛，喜温喜按；营血亏虚，冲任不盈，则恶露量少，色淡质稀；血虚不荣，故面色苍白，头晕眼花，心悸怔忡；血虚津亏，肠道失于濡养，故大便干结；舌淡，脉细无力，均为血虚之征。

治法：养血益气，缓急止痛。

方药：肠宁汤（当归、熟地黄、人参、阿胶、山药、续断、肉桂、麦冬、炙甘草）。

若血虚津亏便秘较重者，去肉桂，加火麻仁、肉苁蓉、全瓜蒌润肠通便；若腹痛兼有下坠感，为气虚下陷之象，加黄芪、白术益气升提；若腹痛怕冷，四肢不温者，加吴茱萸、小茴香、高良姜、炮姜温阳暖宫止痛。

2. 血瘀

证候：产后小腹刺痛或冷痛，拒按，得热痛缓为主症，常伴恶露量少，涩滞不畅，色紫暗有块，块下痛减；或伴面色青白，四肢不温，或胸胁胀痛；舌质紫暗，脉沉紧或弦涩。

证候分析：产后血室正开，百脉空虚，风寒乘虚入侵，血为寒凝，或情志内伤，血行不畅，或胎盘、胎衣残留，瘀滞内阻于冲任、胞宫、胞脉，故小腹疼痛拒按；瘀血阻于胞宫，故恶露量少，色紫暗有块；寒邪内盛，阳气不达，故面色青白，四肢不温；肝郁气滞，故胸胁胀痛；舌质紫暗，脉沉紧或弦涩，均为血瘀之征。

治法：活血化瘀，温经止痛。

方药：生化汤（当归、川芎、桃仁、炮姜、炙甘草）。

若小腹冷痛、绞痛甚者，加肉桂、小茴香、吴茱萸以温经散寒止痛；若恶露紫暗，血块多者，加五灵脂、炒蒲黄以增化瘀止痛之力；若小腹胀甚，心烦易怒者，加香附、川楝子以疏肝理气，行滞止痛；若气短乏力，神疲肢倦者，加党参、黄芪益气补虚。

3. 热结

证候：产后小腹疼痛拒按，或灼热疼痛为主症，伴有恶露时多时少，色紫暗如败酱，气味臭秽；发热，口渴，小便短赤，大便干结；舌红绛，苔黄燥，脉弦数。

证候分析：产后邪毒内侵，入里化热，热与血结，胞脉瘀阻，则下腹疼痛拒按，或灼热疼痛；热与血结，故恶露时多时少，色紫暗，或如败酱，其气臭秽；热伤津液，故发热，口渴，小便短赤，大便秘结。舌红绛，苔黄燥，脉弦数，为热盛阴伤，瘀滞在里之征。

治法：泻热逐瘀，活血止痛。

方药：大黄牡丹汤（大黄、牡丹皮、桃仁、冬瓜仁、芒硝）。

四、特色疗法

1. 中药外敷法 白芷15g、丹参15g、红藤15g、乳香9g、没药9g、三棱9g、莪术9g、透骨草30g、赤芍12g、苍术9g，布包水蒸外敷于下腹部，每天一次，10天一疗程。适用于血瘀证患者。

2. 针刺法 取穴关元、气海、血海、三阴交、足三里。气血两虚加脾俞，瘀滞子宫加太冲、期门、膈俞。注意关元、气海二穴直刺1寸左右，不宜深刺，以免伤及胞宫，用补法或温针灸法。

五、预防与调护

产后腹痛为产后常见病，经积极治疗后大多能痊愈。若失治、误治，瘀血日久而成瘀热或瘀血不去，新血不生，血不归经，可致产后恶露淋漓不尽，应引起重视。

预防本病应避免产程延长，注意卫生，避免产后感染。提倡做产后保健操。

六、案例

李某，22岁。

患者于1959年8月间足月而产，因时值炎暑，蜷跼于卧床，感觉闷热，乃起而大开窗户，躺于临窗榻上，凉风习习，不禁当风而昏昏瞌睡，以致感受风寒，醒后恶寒发热，头涨腰酸，肢节酸楚，恶露亦突然减少，遂来求治。

初诊：8月18日。新产十三朝，身热恶寒，汗出不解，头涨腰酸，略有腹胀，脉象虚浮，舌苔薄白。

证候：产后营虚，复受风寒。

治法：养血清解。

方药：炒当归9g，炒川芎4.5g，荆防风各4.5g，桂枝4.5g，秦艽9g，枳壳4.5g，生地9g，郁金9g，白术6g，茯苓9g，荷叶1角。

二诊：8月20日。服药后热解而自汗亦少，恶露渐下，而胃纳尚好，惟感腰酸肢软，神疲乏力，脉细数、苔腻。此属风寒虽解，元气已虚。治当健脾养血,固肾清解。

炒当归 9g,川芎 4.5g,杜仲 9g,续断 9g,狗脊 9g,白术 6g,陈皮 6g,茯苓 9g,青蒿 6g,鲜芦根 1 支,鲜荷叶 1 角。

按语:治疗产后外感,宜按照产后体质,补其虚弱,稍加解散,即可自痊愈。卫虚感受风邪而自汗不止,古有玉屏风散之设,乃固卫疏风,攻补兼施。本例为产后营虚,感受风寒、恶寒身热自汗之症,治当以养血疏解为主。乃以归身、地黄养血,荆、防、桂枝祛风解表,秦艽活络止痛,术、苓等健脾。而用芎、郁金者,因产后未久,身热后恶露突减,恐有宿血滞留之故,用以活血行滞。荷叶善治产后发热而兼恶露不下,陈藏器谓:本品能"去恶血,留好血"。庞安常《伤寒总病论》治"伤寒产后血运欲绝",用本品合红花、姜黄散服,亦有清热利湿、排除宿血之功。

服上方后,身热退,恶寒除,惟感腰酸神疲。盖产后暴虚,邪虽去而正一时未复,所以二诊重视调补,仲、断、脊补肝肾壮腰膝,归、芎养血行血,术、陈、苓健脾燥湿,芦根、荷叶、青蒿清解暑湿,务使能够早日复原,可无后遗之患,以免影响乳汁,关系婴儿的供养。

(朱南孙,朱荣达.朱小南妇科经验选[M].北京:人民卫生出版社,2005.)

第四节 产后身痛

产妇在产褥期内,出现肢体、关节酸痛、麻木、重着者,称为"产后身痛",亦称"产后关节痛""产后遍身疼痛""产后痹证""产后痛风",俗称"产后风"。

西医学认为临床患者因产后缺钙(尤其是哺乳期妇女)引起全身肌肉关节疼痛,以及妊娠期孕激素及松弛素升高引起关节韧带松弛,产后未能恢复可能是本病的原因。产褥期肌肉关节疼痛,除外风湿、类风湿、血栓性静脉炎等疾病者,可参照本病论治。

一、辨病

本病以产褥期间出现的肢体关节酸楚疼痛或麻木重着为主要特

点；或痛处游走不定，或关节刺痛，或腰腿疼痛。可伴面色不华，神疲乏力，或恶露量少色暗，小腹疼痛拒按，恶风怕凉等。

本病需与内科痹证及痿证相鉴别，本病体格检查及血钙、红细胞沉降率、抗 O、类风湿因子等均正常，有助于鉴别。

二、病因病机

产后百脉空虚、气血不足为其发病的重要内在因素，风、寒、湿之邪乘虚而入，为其外在因素。主要病机为产后气血虚弱，风、寒、湿之邪乘虚而入，经脉痹阻，"不通则痛"；或经脉失养，"不荣则痛"。

三、辨证论治

本病辨证以产褥期肢体关节酸楚疼痛、麻木重着为主要临床表现，疼痛的部位、性质及伴随症状是主要辨证依据。肢体酸痛、麻木者，多属虚证；疼痛游走不定者，为风；冷痛而得热痛减者，为寒；肿痛灼热者，为热；重着而痛者，多湿；若疼痛较重，痛有定处，麻木，发硬，重着，屈伸不利，属血瘀；若产后腰酸，足跟疼痛，伴头晕耳鸣，属肾虚。

本病以内伤气血为主，而兼风、寒、湿、瘀，临床表现往往本虚标实，治疗重在调理气血，稍加通络之品，不可峻投祛风活络药。养血之中，应佐以理气通络之品以标本同治；祛邪之时，当配养血补虚之药以助祛邪而不伤正。

1. 血虚

证候：产后遍身酸痛，肢体麻木，关节酸楚为主症；常伴面色萎黄，头晕心悸；舌淡，苔薄白，脉细无力。

证候分析：因产后失血过多，百骸空虚，血虚经脉失养，则遍身疼痛，肢体麻木，关节酸楚；血虚不能上濡于面，则面色萎黄；血虚不能养心则心悸，上不荣髓海则头晕。舌淡，苔薄白，脉细无力，为血虚之征。

治法：补血益气，通络止痛。

方药：黄芪桂枝五物汤（黄芪、桂枝、白芍、生姜、大枣）加秦艽、当归、丹参、鸡血藤。

若关节疼痛较重兼有外邪者，加威灵仙、羌活、独活以疏风活络止痛；若上肢疼痛为主，加桑枝宣络止痛；下肢疼痛加怀牛膝补肝肾、强筋骨,引药下行。

2. 血瘀

证候:产后遍身疼痛,或关节刺痛,屈伸不利,按之痛甚为主症;或伴恶露量少色暗,或小腹疼痛拒按;舌紫暗,苔薄白,脉弦涩。

证候分析:产后多瘀,恶露不畅,瘀血稽留肌肤、经络、骨节之间,脉络瘀阻,气血运行不畅,则产后遍身疼痛,或关节刺痛,按之痛甚;瘀血留滞,胞脉不利,则恶露量少色暗,或小腹疼痛拒按。舌紫暗,苔薄白,脉弦涩,为瘀血内阻之征。

治法:养血活络,行瘀止痛。

方药:身痛逐瘀汤(川芎、桃仁、秦艽、红花、甘草、羌活、没药、当归、香附、五灵脂、牛膝、地龙)加毛冬青、忍冬藤、益母草、木瓜。

若痛处不温,加姜黄、桂枝以温经散寒止痛;若小腹疼痛拒按者,加炮姜、益母草以温经通络,化瘀止痛。

3. 外感

证候:产后遍身疼痛,项背不舒,关节不利为主症,或伴痛处游走不定,或伴冷痛剧烈,恶风畏寒,或伴关节肿胀、重着,或肢体麻木;舌淡,苔薄白,脉浮紧。

证候分析:产后失血耗气,腠理不密,百骸空虚,摄生不慎,风、寒、湿邪乘虚内侵,稽留于肌肤、经络、关节之间,阻痹气血运行,则遍身疼痛,项背不舒,关节不利;风邪偏盛者,则其痛处游走无定;寒邪偏盛者,则冷痛剧烈,恶风畏寒;湿邪偏盛者,则关节肿胀、重着;邪阻经脉,血行不畅,肢体失养,则肢体麻木。舌淡,苔薄白,脉浮紧,为外感邪气之征。

治法:养血祛风,散寒除湿。

方药:独活寄生汤(独活、桑寄生、细辛、肉桂、防风、秦艽、杜仲、怀牛膝、当归、白芍、干地黄、川芎、人参、茯苓、甘草)。

若关节疼痛恶风,游走不定者,加羌活祛风通络;若关节重着麻木明显者,酌加苍术、木瓜以除湿;若关节疼痛,活动不利者,加青风藤、伸筋草、络石藤以宣络止痛。

4. 肾虚

证候:产后腰膝、足跟疼痛,艰于俯仰为主症,常伴头晕耳鸣,夜尿多；舌淡暗，苔薄，脉沉细弦。

证候分析：腰为肾之外府，膝属肾，足跟为肾经所过，素体肾虚，因产伤肾气，耗伤精血，肾之精血亏虚，失于濡养，故腰膝、足跟疼痛；头晕耳鸣，夜尿多，舌淡暗，苔薄，脉沉细弦，均为肾虚之征。

治法：补肾填精，强腰壮骨。

方药：养荣壮肾汤（当归、川芎、独活、肉桂、防风、杜仲、续断、桑寄生、生姜）加熟地黄、秦艽、山茱萸。

四、特色疗法

针灸治疗　基本处方：膈俞、血海、足三里、阴陵泉、阳陵泉、风池、肾俞、三阴交。肾虚证取肾俞、膈俞、阴陵泉、足三里等穴；血瘀证取膈俞、血海、气海等穴；外感风寒取风池、曲池、膈俞、阴陵泉等穴。施以平补平泻法。

五、预防调护

本病以预防为主，注意产后加强调护，提高免疫力，适当运动，促进机体气血运行，避免感受风寒湿。

若及时治疗，预后佳。如果失治、误治，日久不愈，正气愈虚，经脉气血瘀阻愈甚，转虚实夹杂之证，可致关节肿胀不消，屈伸不利，僵硬变形，甚则肌肉萎缩，筋脉拘急，而成痿痹残疾。

六、案例

韩某，女，25岁，农民。

1个月前生产，因第一胎产程过长，失血颇多，且屈肢露体，风从外受，以致经络受阻，产后下肢麻木，全身骨节疼痛，弥月下床，两下肢拘急，屈伸不利，步履困难，恶露亦未全净，苔薄白，脉细软。

中医辨证：血虚风袭。

治法：养血舒筋活络，佐以生新。

方药：当归炭、炒白芍、怀牛膝、伸筋草、络石藤、益母草各9g，黄芪、瓜蒌仁各12g，木瓜6g，炒川芎、炙甘草各5g。7剂。

药后恶露全净，下肢疼痛略减。原法佐以养血温通：当归、炒白芍、怀牛膝、木瓜各 9g,黄芪、桑寄生、伸筋草各 12g,独活、秦艽、川芎各 6g,桂枝、炙甘草各 3g。上方出入调理月余,全身疼痛悉除,下肢活动正常。

（陈少春,吕直.何子淮女科经验集[M].杭州:浙江科学技术出版社,1982.）

第五节 缺 乳

哺乳期内,产妇乳汁甚少,或无乳可下,称为"缺乳",又称"乳汁不足""乳汁不行"。

西医学产后缺乳、泌乳过少等可参照本病辨证治疗。

一、辨病

本病以产妇哺乳期完全无乳或乳汁甚少,不足以喂养婴儿为特点。多发生在产后 2~3 日至半个月内,也可发生在整个哺乳期。

本病应与乳痈相鉴别。乳痈有初起乳房红、肿、热、痛,恶寒发热,继之化脓成痈等特征。此外,还应注意有无乳头凹陷和乳头皲裂造成的哺乳困难而致乳汁壅塞不通。

二、病因病机

缺乳的主要病机为乳汁化源不足,无乳可下;或乳汁运行受阻,乳不得下。临床上常因气血虚弱不能化生乳汁,或因肝郁气滞致乳络不通,均可导致缺乳。此外,精神紧张、劳逸失常、营养不良或哺乳方法不当等,均可造成乳汁分泌不足。

三、辨证论治

产后缺乳应根据乳汁清稀或稠、乳房有无胀痛,结合舌脉及其他症状以辨虚实。虚者,气血虚弱,乳汁化源不足,无乳可下,乳汁清稀,乳房柔软;实者,肝气郁滞,乳汁排出不畅,乳汁浓稠,乳房胀硬疼痛。

本病治疗以调理气血、通络下乳为主。虚者补益气血,同时佐以滋液之品,以增乳汁之化源;实者疏肝解郁,佐以补血之品,以养血调肝。然而无论虚实,均宜佐以通络下乳之品,以助乳汁分泌。同时,要指导产妇正确哺乳,保证产妇充分休息,有足够的营养和水分摄入。

1. 气血虚弱

证候:产后乳少,甚或全无,乳汁清稀,乳房柔软,无胀感为主症;常伴面色少华,倦怠乏力,神疲食少;舌质淡,苔薄白,脉细弱。

证候分析:气血虚弱,乳汁化源不足,无乳可下,故乳少或全无,乳汁清稀;乳汁不充,乳腺空虚,故乳房柔软,无胀感;气虚血少,不能上荣头面、四肢,故面色少华,倦怠乏力;阳气不振,脾虚失运,故神疲食少。舌质淡,苔薄白,脉细弱,均为气血虚弱之征。

治法:补气养血,佐以通乳。

方药:通乳丹(人参、黄芪、当归、麦冬、木通、桔梗、猪蹄)。

若食少便溏者,加炒白术、茯苓、炒白扁豆健脾渗湿;头晕心悸者,加阿胶、白芍、何首乌养血安神。

2. 肝郁气滞

证候:产后乳少,甚或全无,乳汁浓稠,乳房胀硬、疼痛;伴胸胁胀满,情志抑郁,食欲不振;舌质正常,苔薄黄,脉弦或弦数。

证候分析:情志不舒,肝气郁结,气机不畅,乳络受阻,故乳汁少或全无;乳汁壅滞,运行受阻,故乳房胀满而痛,乳汁浓稠;肝经布胁肋,肝气郁结,疏泄不利,故胸胁胀满;肝气不疏,故情志抑郁;肝气犯胃,脾胃受累,故食欲不振。舌质正常,苔薄黄,脉弦或弦数,均为肝郁气滞之征。

治法:疏肝解郁,通络下乳。

方药:下乳涌泉散(柴胡、青皮、当归、白芍、川芎、生地黄、天花粉、白芷、穿山甲、王不留行、漏芦、通草、桔梗、甘草)。

若乳房胀痛甚者,酌加橘络、丝瓜络、香附以增理气通络、行气止痛之效;若乳房胀硬疼痛,局部有热感,触之有块者,加蒲公英、夏枯草、赤芍、路路通以清热散结通络;若乳房红肿掣痛,伴高热恶寒,或乳房结块有波动感者,应按"乳痈"诊治。

四、特色疗法

1. 针灸治疗 主穴膻中、合谷、少泽。气血不足者加脾俞、足三里,健脾胃以助气血生化之源;肝郁气滞者加太冲、期门以疏肝理气。针刺用补法或平补平泻,或加灸法治疗。

2. 局部熏洗 局部用陈皮煎水外敷乳房,或用热水、葱汤洗乳房,以宣通气血。适用于肝郁气滞型患者。

3. 饮食疗法 ①猪蹄 2 只,通草 24g,同炖,去通草,食猪蹄饮汤。适用于气血虚弱型患者。②生黄芪 30g,当归 9g,炖猪蹄。适用于气血虚弱型患者。③王不留行 20g,研细末,黄酒调匀,猪蹄 3 只煮汤,冲入药末食用,适用于肝郁气滞型。

五、预防调护

缺乳若治疗及时,脾胃功能、气血津液恢复正常,则乳汁可下;但若身体虚弱,虽经治疗,乳汁无明显增加或先天乳腺发育不良"本生无乳者",则疗效不佳。

孕期应积极纠正贫血。产后要引导产妇掌握正确的哺乳方法,注意乳房护理,早吸吮、勤吸吮,加快乳腺排空,促进乳汁分泌。加强产后营养,尤其是富含蛋白质食物和新鲜蔬菜,以及充足的汤水。保持情绪乐观,心情舒畅。适当锻炼,维护气血和调。

六、案例

王某,女,35 岁,已婚。

2008 年 4 月 18 日初诊。产后 4 月余,乳汁不足,近 1 个月来明显减少。自述曾就诊于一位老中医,所开中药效果非常明显,每服 1 剂药都可见乳汁增多,但停药又复减少,断续服药 30 余剂,疗效不能维持,且药价昂贵,终止治疗。诊见身体偏瘦,精神欠佳,面色青黄,面呈忧郁,乳房不胀,纳食尚可,大便调。舌质淡红,舌苔薄白,脉细缓。

中医辨证:脾虚气弱,气血生化不足。

治法:补脾益气,佐以通乳。

方药:补中益气汤加减。

生黄芪 15g,党参 9g,当归 9g,炒白术 12g,陈皮 6g,升麻 3g,柴胡 3g,王不留行 15g,炙甘草 3g。4 剂。

二诊:服药后乳汁稍有增多,余无不适。上方守方连服 35 剂,乳汁充足,气色明显好转,停药。

(高建忠.临证传心与诊余静思:从张仲景到李东垣[M].北京:中国中医药出版社,2010.)

第六节 产后自汗盗汗

产妇于产后涔涔汗出,持续不止者,称为"产后自汗";若寐中汗出湿衣,醒来即止者,称为"产后盗汗"。

有些产妇汗出较平时略多,尤以进食、活动后或睡眠时为著,此因产后气血骤虚、腠理不密所致,可在数天后营卫自调而缓解,不作病论。

一、辨病

本病以产后出汗量过多和或持续时间长为特点。产后自汗者,汗出不止,白昼汗多,动则益甚;产后盗汗者,寐中汗出,醒后可止。

本病当与产后中暑、产后发热等病变相鉴别。产后中暑正值酷暑之季,感染暑邪,以骤然高热、汗出、神昏,甚则躁扰抽搐为特征。产后发热以高热多汗,汗出热退为特征,起病急,病程短。

二、病因病机

本病的病因有气虚、阴虚。主要病机为产后耗气伤血,气虚阳气不固,则阴液外泄,或阴虚内热,迫汗外出。气虚多因素体虚弱,复因产时耗伤气血,气虚益甚,卫阳不固,腠理不实,阳不敛阴,阴津外泄而致自汗不止。阴虚多因营阴素虚,产时失血伤津,阴血益虚,阴虚内热,寐时阳乘阴分,热迫津液外泄,致令盗汗,醒后阳气复卫外,腠理充皮毛实而汗自止。

三、辨证论治

本病以产后出汗过多、持续时间长为特点。根据出汗发生时间之不同分自汗和盗汗。白昼汗多,动则尤甚为气虚自汗;寐中出汗,醒后即止为阴虚盗汗。

气虚者,治以益气固表,和营止汗;阴虚者,治以益气养阴,生津敛汗。

1.气虚

证候:产后汗出过多,不能自止,动则加剧为主症,常伴恶风身冷,面色㿠白,气短懒言,倦怠乏力;舌质淡,苔薄白,脉细弱。

证候分析:素体气虚,产后伤血,气随血耗,腠理不密,卫阳不固,则自汗恶风;动则耗气,故出汗加剧;气虚阳衰,故面色㿠白,倦怠乏力,气短懒言;舌淡,苔白,脉细弱,均为气虚之象。

治法:益气固表,和营止汗。

方药:黄芪汤(黄芪、白术、防风、熟地黄、煅牡蛎、茯苓、麦冬、炙甘草、大枣)。

若汗出过多者,可加麻黄根、浮小麦、五味子以加强固涩敛汗之功;若头晕心悸,唇甲苍白者,加党参、阿胶以益气养血。

2.阴虚

证候:产后寐时汗出,甚则湿透衣被,醒后即止为主症,常伴面色潮红,头晕耳鸣,口燥咽干,渴不喜饮,或五心烦热,腰膝酸软;舌质红,少苔,脉细数。

证候分析:因产伤血,亏耗营阴,阴虚内热,睡时阳伏阴分,热迫汗出,故寐时汗出;醒后阳出于阴,卫表得固,故汗出可止;虚阳浮于上,故见面色潮红;虚热上扰清窍,故头晕耳鸣;虚热内灼阴液,津不上乘,故渴不喜饮,口燥咽干;肾阴亏损,则可见五心烦热,腰膝酸软;舌红,少苔,脉细数,均为阴虚内热之征。

治法:益气生津,滋阴敛汗。

方药:生脉散(人参、麦冬、五味子)加煅牡蛎、浮小麦、山茱萸、糯稻根。

若五心烦热甚者,加白薇、生地、地骨皮以滋阴清热除烦;若口燥咽干甚者,加石斛、玉竹、南沙参以养阴生津。

四、特色疗法

1.中药外敷 取穴神阙、气海,以五倍子、黄芪为主药,等量药物研末,加食醋调成糊状后均匀外敷于穴位,以所选穴为中心,直径约3cm,覆盖无菌纱布,胶布固定,自汗者晨敷,盗汗者晚间敷,每日更换1次。

2. 耳针 取穴子宫、肾、皮质下、交感、神门,毫针强刺激或用王不留行外贴压耳。

五、预防与调护

产后自汗、盗汗及时治以补虚敛汗,预后良好。但若汗出不止,日久不瘥者应预防气随津脱,变生他疾。对于长期盗汗者,应除外结核病变等。

产后应注意避风寒,慎起居,适当锻炼,增强体质,调和营卫。

六、案例

陆某,女,24岁。

产后25日,体虚自汗涔涔。患者第一胎产后流血较多,体虚自汗,胸闷头眩,肢体酸楚,夜寐不安,故来就诊。现产后第25日,恶露未净,自汗涔涔,睡不能安,乳水缺少,头眩神疲,脉象虚细,舌质绛,苔薄白。

中医辨证:产后自汗,阴血亏虚。

治法:养血固表。

方药:炒归身15g,黄芪25g,五味子6g,阿胶10g,白术15g,白芍15g,枸杞子15g,陈皮6g,通草6g,浮小麦30g,糯稻根12g。3剂,水煎服,早晚分服。

二诊:诉服药后自汗减轻,恶露亦止,夜寐尚安,仍胸脘不宽,腿膝酸软。治宜补气益血,调和阴阳。处方:党参15g,黄芪20g,远志9g,麦冬12g,炒归身15g,熟地黄9g,砂仁6g,嫩桑枝9g,木瓜9g,白芍15g,通草6g,炙甘草6g。服药7剂后自汗止,诸症明显改善。此后随症调理,未再发作。

（朱南孙,朱荣达.朱小南妇科经验选[M].北京:人民卫生出版社,2005.）

第六章 妇科杂病

第一节 癥 瘕

妇人下腹结块，伴有或胀、或痛、或满、或异常出血者，称为癥瘕。癥者有形可征，固定不移，痛有定处；瘕者假聚成形，聚散无常，推之可移，痛无定处。一般以癥属血病，瘕属气病，但临床常难以划分，故并称癥瘕。

西医学的子宫肌瘤、卵巢肿瘤、盆腔炎性包块、子宫内膜异位症、结节包块、结核性包块及陈旧性宫外孕血肿等，若非手术治疗，均可参照本病治疗。

一、辨病

本病以妇人下腹结块为特点，可有异常子宫出血，如月经量多或经期延长等；或有异常带下；或有小腹胀痛，或疼痛，或经期小腹疼痛等。亦有部分患者无明显症状。

本病首先应与妊娠子宫相鉴别，然后识别妇科良性癥瘕主要病种，如卵巢良性肿瘤、子宫肌瘤、盆腔炎性包块、陈旧性宫外孕等。妇科检查、影像学检查、肿瘤标志物检查等有助于鉴别。

二、病因病机

本病的发生主要是素体正气不足，风寒湿热之邪内侵或七情、房事、饮食所伤，脏腑功能失调，致体内气滞、瘀血、痰湿、湿热等病理产物聚结于冲任、胞宫、胞脉，久而聚以成癥瘕。

三、辨证论治

辨善恶：即辨癥瘕之良恶性。良性癥瘕一般生长缓慢，质地较软，边界清楚，活动良好，恶性癥瘕一般生长较快，质地坚硬，边界不清，并伴消瘦、腹水等。

辨虚实：即辨虚实的属性，实邪多属瘀、痰、寒、湿、热等。一般包块固定、质硬，痛有定处，舌质暗或有瘀点者属瘀；包块质地软，舌淡苔腻者属痰；小腹冷痛，喜温者属寒；带下色黄，舌苔黄腻者属湿热。虚者以气虚、肾虚多见，一般小腹空坠，气短懒言属气虚；腰膝酸软，夜尿频多属肾虚。

一般而言，癥瘕发病初期以实邪为主，中期以邪实正虚为主，后期则以正虚为主；在疾病发展中，邪可以伤正，虚可以致实。

本病治疗大法为活血化瘀，软坚散结。气滞血瘀者，行气活血，化瘀消癥；痰湿瘀结者，化痰除湿，化瘀消癥；湿热瘀阻者，清热利湿，化瘀消癥。临证新病多实，宜攻宜破；久病不愈或术后，以补益气血为主，恢复机体的正气。若正气已复，肿块未除，复以攻破为主。术后若有瘀滞，可于补益气血之时，辅以行气活血之品，并注重调其饮食，增进食欲，改善脾胃功能。

1. 气滞血瘀

证候：下腹包块质硬，下腹或胀或痛为主症，或伴经期延长，或经量多，经色暗夹血块，经行小腹疼痛；常伴精神抑郁，善太息，胸胁胀闷，乳房胀痛，面色晦暗，肌肤不润；舌质暗，边见瘀点或瘀斑，苔薄白，脉弦涩。

证候分析：气血瘀结，滞于冲任、胞宫、胞脉，积结日久，结为癥块，冲任气血瘀阻，故见经期延长，或经量增多，经血色暗夹血块，经行小腹疼痛；精神抑郁，善太息，胸胁胀闷，乳房胀痛，面色晦暗，肌肤不润，舌质暗，边见瘀点或瘀斑，苔薄白，脉弦涩，均为气血瘀阻之象。

治法：行气活血，化瘀消癥。

方药：香棱丸（木香、丁香、三棱、枳壳、青皮、川楝子、小茴香、莪术）。

若经行量多，或经漏淋漓不止者，加炒蒲黄、五灵脂、三七；月经后期量少者，加丹参、香附；经行腹痛甚者加乌药、延胡索。

2. 寒凝血瘀

证候：下腹包块质硬，小腹冷痛，喜温为主症，或伴月经后期，量少，经行腹痛，色暗淡，有血块；常伴面色晦暗，形寒肢冷，手足不温；舌质淡暗，边见瘀点或瘀斑，苔白，脉弦紧。

证候分析：寒凝血瘀，结于冲任、胞宫、胞脉，日久聚以成癥。冲任气血运行不畅,故见月经后期,量少,经行腹痛,经色暗淡,有血块;寒邪内盛,郁遏阳气,故见面色晦暗,形寒肢冷,手足不温。舌质淡暗,边见瘀点或瘀斑,苔白,脉弦紧,均为寒凝血瘀之象。

治法:温经散寒,祛瘀消癥。

方药:少腹逐瘀汤(小茴香、干姜、延胡索、没药、当归、川芎、肉桂、赤芍、蒲黄、五灵脂)。

若积块坚牢者加穿山甲;月经量多者加血余炭、花蕊石;漏下不止者加三七;月经过少或闭经者加泽兰、牛膝;经行腹部冷痛者加艾叶、吴茱萸。

3. 痰湿瘀结

证候:下腹包块按之不坚,小腹或胀或满为主症,或伴月经后期或闭经,经质黏稠、夹血块;常伴体形肥胖,胸脘痞闷,肢体困倦,带下量多,色白质黏稠;舌暗淡,边见瘀点或瘀斑,苔白,脉弦滑或沉滑。

证候分析:痰湿内结,阻于胞宫、胞脉、冲任,积久成块,痰湿内聚,故其包块不坚;痰湿蕴塞,冲任气血运行不畅,故见月经后期或闭经,经质黏稠、夹血块;痰湿下聚,任带失约,故见带下量多,色白质黏稠。舌暗淡,边见瘀点或瘀斑,苔白腻,脉弦滑或沉滑,均为痰湿瘀阻之象。

治法:化痰除湿,活血消癥。

方药:苍附导痰丸(茯苓、半夏、陈皮、甘草、苍术、香附、胆南星、枳壳、生姜、神曲)合桂枝茯苓丸(桂枝、茯苓、赤芍、牡丹皮、桃仁)。

若积块不坚,病程已久,可加鸡内金、荔枝核、橘核、浙贝母;若带下量多者,可加芡实、乌贼骨;若脾虚气弱者,加党参、白术、黄芪。

4. 气虚血瘀

证候:下腹部结块,下腹空坠为主症,或伴月经量多,或经期延长,经色淡红,有血块,经行或经后下腹痛;常伴面色无华,气短懒言,语声低微,倦怠嗜卧,纳少便溏;舌质暗淡,舌边有瘀点或瘀斑,苔薄白,脉细涩。

证候分析:气虚运血无力,瘀血结于冲任、胞宫、胞脉,日久结块成癥。气虚冲任不固,经血失于制约,故见月经量多,或经期延长;气血虚弱不能化血为赤,且血运无力,故见经色深红,有血块;气虚下陷,故下腹空坠;面色无华,气短懒言,语声低微,倦怠嗜卧,纳少便溏,均为气虚之象。舌暗淡,边见瘀点或瘀斑,脉细涩,均为气虚血瘀之象。

治法:补气活血,化瘀消癥。

方药：四君子汤（人参、白术、茯苓、炙甘草）合桂枝茯苓丸（桂枝、茯苓、赤芍、牡丹皮、桃仁）。

若经量多，经期酌加阿胶、炮姜；若经漏不止，经期酌加三七、炒蒲黄；若积块较坚，可酌加三棱、莪术等。

5. 肾虚血瘀

证候：下腹部积块，下腹或胀或痛为主症，或伴月经后期，量或多或少，经色紫暗，有血块，面色晦暗，婚久不孕；常伴腰膝酸软，小便清长，夜尿多；舌质淡暗，边见瘀点或瘀斑，苔白润，脉沉涩。

证候分析：先天肾气不足或房劳多产伤肾，肾虚血瘀，阻于冲任、胞宫、胞脉，日久成癥；肾虚血瘀，冲任不畅，故见月经后期，量或多或少，经色紫暗，有血块；婚久不孕，腰膝酸软，小便清长，夜尿多，均为肾虚之象。舌质淡暗，边见瘀点或瘀斑，苔白润，脉沉涩，为肾虚血瘀之象。

治法：补肾活血，消癥散结。

方药：肾气丸（熟地黄、山药、山茱萸、泽泻、茯苓、桂枝、附子、牡丹皮）合桂枝茯苓丸（桂枝、茯苓、赤芍、牡丹皮、桃仁）。

若积块较坚，加三棱、莪术、血竭；若积块不坚，可加浙贝母、鸡内金；若经行腹痛明显，经期可加艾叶、吴茱萸、延胡索；若经量多，经期可加三七、炒蒲黄、五灵脂。

6. 湿热瘀阻

证候：下腹积块，小腹或胀或痛为主症，或伴带下量多色黄，月经量多，经期延长，经色暗，有血块，质黏稠，经行小腹疼痛；常伴身热口渴，心烦不宁，大便秘结，小便黄赤；舌暗红，边见瘀点或瘀斑，苔黄腻，脉弦滑数。

证候分析：湿热之邪与余血搏结，瘀阻冲任、胞宫、胞脉，日久成癥。湿热下注，损伤带脉，则带下量多色黄；邪热留恋伤津，则身热口渴，心烦，便结；舌暗红，边见瘀点或瘀斑，苔黄腻，脉弦滑数，皆为湿热瘀结之象。

治法：清热利湿，化瘀消癥。

方药：大黄牡丹汤（大黄、牡丹皮、桃仁、冬瓜仁、芒硝）。

若经血淋漓不尽，经期加三七、炒蒲黄、地榆炭；若经行腹痛，可加延胡索、莪术、五灵脂、蒲黄。

四、特色疗法

1. 中药保留灌肠法 丹参 12g、赤芍 12g、桃仁 12g、三棱 9g、莪术 9g、当归 12g、木香 6g、皂角刺 9g，水煎 100ml 保留灌肠，每天一次，10~14 天一疗程。适用于气滞血瘀证患者。

2. 腹部外敷法 大黄 12g、薄荷 9g、黄柏 12g、泽兰 12g、侧柏叶 12g，布包水蒸外敷于下腹部，每天一次，10~14 天一疗程。适用于湿热瘀阻证患者。

五、预防调护

中医药治疗良性肿瘤大多有效，预后良好。中医药治疗强调整体调治，对改善症状、控制或缩小瘤体、调经助孕、孕后安胎等有较好效果。

癥瘕患者应劳逸适度，节性欲，稳定情绪。经期应保持外阴清洁，禁止性交、盆浴和游泳。饮食上不宜过食辛热或寒凉之品。一经明确诊断为恶性肿瘤，按恶性肿瘤及早论治。

六、案例

吕某，女，36 岁，已婚。

月经量多伴腹痛 4 年余。患者月经量多 4 年余，有血块，伴有腹痛，每次月经用纸 4~5 包，曾分娩 4 次，末次分娩在 6 年前，既往有高血压病史。妇科检查示子宫体如妊娠两月大小，质硬，双宫角突出。舌质紫暗，苔薄白，脉和缓，两尺沉细。

治则：活血化瘀，通经活络。

方药：桂枝茯苓汤加味。

桂枝 9g，茯苓 12g，炒桃仁 15g，赤芍 12g，牡丹皮、酒大黄各 9g，鳖甲 12g。

水煎服，每月 12~18 剂，月经量多时服血净饮（白术 15g，黄芪 30g，龙骨 18g，牡蛎 18g，生地黄、海螵蛸各 12g，茜草 9g，续断 12g），连续服用 3 个月，月经基本恢复正常，经按期复查，子宫无增大。

（张丽蓉.中西医结合治疗常见妇科疾病［M］.天津：天津科学技术出版社，1981.）

第二节 盆腔炎性疾病

盆腔炎性疾病指女性上生殖道及其周围组织的一组感染性疾病,主要包括子宫内膜炎、输卵管炎、输卵管卵巢脓肿、盆腔腹膜炎。炎症可局限于一个部位,也可同时累及几个部位,以输卵管炎、输卵管卵巢炎最常见。严重者可引起弥漫性腹膜炎、败血症、感染性休克,甚至危及生命。

一、辨病

本病以下腹部疼痛或坠胀痛,痛连腰骶,常在劳累、性交后及月经前后加重为特点,可伴有低热起伏,易疲劳,劳则复发,带下增多,月经不调,不孕等。

B 超、妇科盆腔检查及尿或血 HCG 有助于与异位妊娠、急性阑尾炎、卵巢囊肿蒂扭转、子宫内膜异位囊肿破裂等疾病相鉴别。

二、病因病机

本病病因较为复杂,但可概括为湿、热、瘀、寒、虚 5 个方面。湿热是本病主要的致病因素,瘀血阻遏为本病的根本病机。因经行产后,若摄生不慎,或房事不禁,湿热、邪毒内侵,蕴结冲任、胞宫、胞脉,或留滞于少腹,与气血相搏,邪正交争而发病;或素性抑郁,肝失条达,气滞血瘀,阻滞冲任胞宫。或素禀肾气不足,正气亏虚,冲任气血失调,血行不畅,瘀血停聚而发病。

三、辨证论治

盆腔炎性疾病主要是湿热毒邪残留于冲任、胞宫,与气血搏结,聚结成瘀,故以血瘀为关键,病情缠绵,证候虚实错杂。临证需结合全身症状及舌脉辨别寒热、虚实。一般而言,本病以实证或虚实夹杂证多见,纯虚证少见。

治疗以活血化瘀、行气止痛为主,配合清热解毒、清热利湿、疏肝行气、散寒除湿、补肾健脾益气等治疗。在内治法的基础上,配合中药直肠导入、中药外敷、中药离子导入等综合疗法，以提高临床疗效。

1. 热毒炽盛

证候：下腹胀痛或灼痛剧烈，高热或壮热不退，恶寒或寒战为主症，或伴带下量多，色黄或赤白杂下，味臭秽，或月经量多，或崩中下血；常伴口苦烦渴，精神不振，大便秘结，小便短赤；舌红，苔黄厚或黄燥，脉滑数或洪数。

证候分析：感染热毒，直犯冲任胞宫，与气血搏结，正邪急剧交争，营卫不和，则下腹胀痛或灼痛剧烈，高热或壮热不退，恶寒或寒战；热毒壅盛，损伤任、带二脉，则带下量多，色黄或赤白杂下，味臭秽；热毒之邪迫血妄行，则月经量多或崩中下血；热毒炽盛，伤津耗液，则口苦烦渴，尿赤便结。舌红，苔黄厚或黄燥，脉滑数或洪数，均为热毒炽盛之征。

治法：清热解毒，凉血消痈。

方药：五味消毒饮（金银花、野菊花、蒲公英、紫花地丁、紫背天葵子）合大黄牡丹汤（大黄、牡丹皮、桃仁、冬瓜仁、芒硝）。

若带下臭秽者，加椿根皮、黄柏、茵陈清热利湿止带；腹胀满者，加厚朴、枳实以理气消胀；里急后重者，加槟榔、枳壳；月经量多不止者，加地榆、马齿苋；盆腔形成脓肿者，加红藤、皂角刺、白芷消肿排脓；腹痛者，加延胡索、川楝子；身热不退者，加柴胡、生甘草。

2. 湿热瘀结

证候：少腹胀痛，或痛连腰骶，经行或劳累时加重为主症，或伴下腹癥块，带下量多，色黄；常伴脘闷纳呆，口腻不欲饮，大便溏或秘结，小便黄赤；舌暗红，苔黄腻，脉滑或弦滑。

证候分析：湿热之邪蕴结冲任、胞宫，日久致气血瘀阻，或久而成癥，则致下腹胀痛，或痛连腰骶，或见下腹癥块；经行、劳累耗伤气血，正气受损，则病势加重；湿热下注，则带下量多，色黄；湿热内伤，则脘闷纳呆，口腻不欲饮，便溏或秘结，小便黄赤。舌暗红，苔黄腻，脉滑或弦滑，均为湿热瘀结之象。

治法：清热利湿，化瘀止痛。

方药：桃红四物汤（桃仁、红花、当归、生地黄、芍药、川芎）合四妙散（苍术、牛膝、薏苡仁、黄柏）加延胡索、香附。

若湿邪甚，腹胀痛者，加茯苓、厚朴、大腹皮行气祛湿；带下多，黄稠如脓者,加黄柏、车前子、椿根皮清热利湿止带;便溏者,加白术、薏苡仁健脾燥湿。

3.气滞血瘀

证候:下腹胀痛或刺痛,情志不畅则腹痛加重,经行量多有瘀块,瘀块排出则痛缓,乳房胀痛为主症,或伴带下量多,色黄质稠,或婚久不孕;舌紫暗或有瘀点,苔白或黄,脉弦涩。

证候分析:肝气郁结,气机不利,血行瘀阻,结于冲任、胞脉,故下腹胀痛或刺痛,经行量多有瘀块;肝失条达,肝经阻滞,故乳房胀痛;气血瘀结,带脉失约,故带下量多,色黄质稠;胞脉瘀阻,不能摄精成孕,则婚久不孕。舌紫暗或有瘀点,苔白或黄,脉弦涩,均为气滞血瘀之象。

治法:疏肝行气,化瘀止痛。

方药:膈下逐瘀汤(当归、川芎、赤芍、桃仁、红花、枳壳、延胡索、五灵脂、牡丹皮、乌药、香附、甘草)。

若下腹有包块者,加三棱、莪术活血消癥;若烦躁易怒,口苦者,加栀子、夏枯草疏肝清热;带下量多,黄稠者,加黄柏、薏苡仁、土茯苓利湿止带。

4.寒湿瘀滞

证候:下腹冷痛或刺痛,腰骶冷痛,得温则减,带下量多,色白质稀为主症,或伴月经量少或月经错后,经色暗或夹血块,形寒肢冷,大便溏泄,或婚久不孕;舌质淡暗或有瘀点,苔白腻,脉沉迟或沉涩。

证候分析:寒湿伤及胞脉,血为寒湿所凝,冲任阻滞,血行不畅,故下腹冷痛或刺痛,腰骶冷痛;冲任阻滞,带脉失约,故带下量多;寒性凝滞,故月经量少或月经错后;寒湿伤阳,气血不畅,故形寒肢冷,大便溏泄,婚久不孕。舌质淡暗或有瘀点,苔白腻,脉沉迟或沉涩,均为寒湿瘀滞之象。

治法:祛寒除湿,化瘀止痛。

方药:少腹逐瘀汤(小茴香、干姜、延胡索、没药、当归、川芎、肉桂、赤芍、蒲黄、五灵脂)合桂枝茯苓丸(桂枝、茯苓、赤芍、牡丹皮、桃仁)。

若下腹冷痛较甚,加乌药、艾叶温经止痛;大便溏薄者,去当归,加炒白术、山药健脾利湿;带下量多、质稀者,加芡实、金樱子以化湿止带。

5.气虚血瘀

证候:小腹隐痛或坠痛,缠绵日久为主症,或伴痛连腰骶,或有下腹癥块,带下量多,色白质稀;常伴经期延长或量多,经血淡暗,精神萎靡,体倦乏力,食少纳呆;舌淡暗,或有瘀点,苔白,脉弦细或沉涩。

证候分析:正气亏虚,血行不畅,瘀血内停,或积久成癥,故小腹隐痛或坠痛,痛连腰骶,或有下腹癥块;气虚不摄,水湿下注,故带下量多;气虚冲任不固,故经期延长或量多;久病脾失健运,气血耗伤,中气不足,故精神萎靡,体倦乏力,食少纳呆。舌淡暗,或有瘀点,苔白,脉弦细或沉涩,均为气虚血瘀之象。

治法:益气健脾,化瘀止痛。

方药:理冲汤(生黄芪、党参、白术、山药、天花粉、知母、三棱、莪术、生鸡内金)去天花粉、知母合失笑散(蒲黄、五灵脂)。

若下腹痛较甚,加延胡索、香附以行气止痛;湿盛者,加薏苡仁、萆薢以利湿;腹泻者,重用白术。

6.肾虚血瘀

证候:下腹绵绵作痛或刺痛,痛连腰骶,遇劳累则加重,喜温喜按,头晕耳鸣,畏寒肢冷为主症,或伴月经后期或量少,经血暗夹块,夜尿频多,或婚久不孕;舌暗淡,苔白,脉沉涩。

证候分析:肾气不足,血行不畅,瘀血内停,故下腹绵绵作痛或刺痛,痛连腰骶;肾阳不足,不能温煦全身,故喜温喜按,头晕耳鸣,畏寒肢冷;阳虚寒凝,血行不畅,故月经后期或量少;肾气虚衰,膀胱失约,故夜尿频多;肾虚瘀血阻滞胞脉,不能摄精成孕,则婚久不孕。舌淡暗,苔白,脉沉涩,均为肾虚血瘀之象。

治法:温肾益气,化瘀止痛。

方药:温胞饮(巴戟天、补骨脂、菟丝子、肉桂、附子、杜仲、白术、山药、芡实、人参)合失笑散(蒲黄、五灵脂)。

若肾阳虚明显者,可选内补丸加减;腹痛较甚者,加延胡索、苏木活血化瘀止痛;夹湿者,加薏苡仁、苍术健脾燥湿。

四、特色疗法

1. 中药保留灌肠法 丹参12g、赤芍12g、桃仁12g、三棱9g、莪术9g、当归15g、木香9g、皂角刺9g,水煎100ml保留灌肠,每天一次,10~14天一疗程。适用于气滞血瘀证患者。薏苡仁15g、延胡索12g、鱼腥草15g、木香9g、红藤15g、败酱草15g、土茯苓15g、丹参15g、赤芍12g,水煎 100ml 保留灌肠，每天一次，10~14 天一疗程。适用于湿热瘀结证患者。

2. 中药外敷法 白芷 15g、丹参 15g、红藤 15g、乳香 9g、没药 9g、三棱 9g、莪术 9g、连翘 12g、透骨草 30g、赤芍 12、苍术 9g、败酱草 15g，布包水蒸外敷于下腹部，每天一次，10~14 天一疗程。适用于气滞血瘀、湿热瘀结证患者。

3. 艾灸治疗 取穴关元、气海、神阙、中极。每日或隔日 1 次。适用于寒湿凝滞证患者，腰痛者加灸肾俞、脾俞穴。

五、预防和调护

盆腔炎性疾病经积极有效的治疗，大多数可好转或治愈。因本病反复缠绵，可导致不孕症、癥瘕或异位妊娠，影响患者的生殖健康和生活质量。

预防本病应注意保持经期、产后及流产后的卫生，减少宫腔内操作，术后做好护理，预防感染。保持心情愉悦，避免辛辣刺激或寒凉饮食，积极锻炼身体，增强体质。

六、案例

黄某，女，26 岁。1992 年 12 月 30 日初诊。

患者右少腹痛伴腰痛 1 年余。曾因人工流产不全行清宫术，其后发现"盆腔炎"，经常少腹痛、腰痛，时轻时重，经前下腹胀，经期腹痛尤甚。末次月经 12 月 15 日，量中等，色暗，质稠，有血块。平时口干，睡眠不宁，带下黄稠，尿短赤、涩痛，大便秘结。舌暗红，苔厚白，脉细弦。妇科检查：外阴、阴道正常，宫颈光滑，子宫后倾，正常大小，有压痛，双侧附件增厚、压痛。

中医辨证：湿浊蕴结，气滞血瘀。

治法：行气活血，化湿止痛。

方药：丹参 20g，桃仁、乌药、郁金、山楂各 15g，藿香、香附各 10g，鸡血藤、桑寄生各 30g，麦芽 45g。每日 1 剂，水煎服。

二诊：1993 年 1 月 6 日。腹痛减轻，仍有腰痛，带下减少，二便调。舌暗红，苔白，脉细症好转，时近经前，仍守上方，加益母草 25g。

三诊：1993 年 2 月 3 日。末次月经 1 月 14 日，痛经减轻，经后时有下腹痛，便秘。舌淡红，苔微黄，脉弦细。湿热未除，去桑寄生、麦芽，加生薏苡仁、冬瓜仁各30g,以利湿通便。后症状及体征改善,半年后妊娠。

(罗颂平.中国百年百名中医临床家丛书·罗元恺[M].北京:中国中医药出版社,2012.)

第三节 阴 挺

妇女子宫下脱,甚则脱出阴户之外,或阴道壁膨出,统称阴挺,又称"阴脱"。根据突出形态的不同而有"阴菌""阴痔"等名称;多由分娩损伤所致,故又有"产肠不收"之称。

西医学子宫脱垂、阴道前后壁膨出可参照本病辨证治疗。

一、辨病

本病特点是自觉有物自阴道下坠,甚至脱出阴道口外,卧床休息可变小或消失,站立过久或劳累后症状明显。伴腰骶部酸痛,小腹下坠,排尿困难、尿频或癃闭、失禁,大便秘结。

以患者平卧用力向下屏气时子宫下降的最低点为分度标准,子宫脱垂分为3度。

I度 轻型:宫颈外口距处女膜缘<4cm,未达处女膜缘;重型:宫颈外口已达处女膜缘,阴道口可见宫颈。

II度 轻型:宫颈脱出阴道口外,宫体仍在阴道内;重型:宫颈及部分宫体脱出阴道口外。

III度 宫颈与宫体全部脱出于阴道口外。

本病当与子宫黏膜下肌瘤(带蒂脱出型)、阴道壁肿物等病变相鉴别。子宫黏膜下肌瘤多表现为月经量多,经期延长或月经周期缩短,白带异常。B超宫腔内可见条状低回声带,宫颈管可扩张,脱出物为实性低回声团块。阴道壁肿物一般无不适,可有白带增多。妇科检查可见阴道壁肿物(囊性或实性)在阴道壁内,边界清楚,活动或固定。

二、病因病机

本病主要病机为气虚下陷与肾虚不固致胞络受损,不能提摄子宫。

气虚多因素体虚弱,或分娩损伤,或产后过劳,或长期咳嗽、便秘,致脾气虚弱,中气下陷,固摄无权,故阴挺下脱。肾虚多因先天不足,或年老体虚,或房劳多产,致胞络损伤,系胞无力,亦令下脱。此外,子宫脱出阴户之外,若调护不慎,邪气入侵,则湿热下注,可致溃烂。

三、辨证论治

本病主因气虚及肾虚,可兼有湿热之标证。根据全身兼证和舌脉辨证。若兼见神疲乏力、小腹下坠多为气虚;经常头晕耳鸣、腰酸腿软者多属肾虚;局部破溃、黄水淋沥为湿热之证。

阴挺治疗遵《内经》"虚者补之,陷者举之,脱者固之"的治疗原则,治法以益气升提、补肾固脱为主,兼湿热者,佐以清热利湿。

1. 气虚

证候:阴中有物脱出,劳则加剧为主症,常伴小腹下坠,少气懒言,四肢乏力,面色少华,小便频数;或伴带下量多,色白质稀;舌淡苔薄,脉虚细。

证候分析:脾主中气,脾虚中气下陷,提摄无力,故阴中有物脱出,小腹下坠;脾主肌肉四肢,脾虚中阳不振,则四肢乏力,少气懒言,面色少华;下元气虚,膀胱失约,故小便频数;脾虚不能运化水湿,湿浊下注,则带下量多,质清稀;舌淡苔薄,脉虚细,均为气虚之象。

治法:补中益气,升阳举陷。

方药:补中益气汤(人参、黄芪、炙甘草、当归、陈皮、升麻、柴胡、白术)加金樱子、杜仲、续断。

若带下量多清稀加茯苓、车前子、芡实健脾利湿、固涩止带;若小便频数或失禁,为膀胱失约,加益智仁、覆盆子、桑螵蛸固缩小便。

2. 肾虚

证候:阴中有物脱出,劳则加剧为主症,或伴小腹下坠,腰膝酸软,头晕耳鸣,小便频数,入夜尤甚;舌淡,苔薄,脉沉弱。

证候分析:胞络者系于肾,肾虚则冲任不固,胞络损伤,提摄无力,故见阴中有物脱出,小腹下坠;肾虚精血不足,外府及髓海失养,故腰膝酸软,头晕耳鸣;肾虚膀胱气化失司,故小便频数,夜间尤甚;舌淡,苔薄,脉沉弱,均为肾虚所致。

治法:补肾固脱,益气升提。

方药：大补元煎(人参、山药、熟地黄、杜仲、当归、山茱萸、枸杞子、炙甘草)加黄芪。

若兼腰膝酸冷，为命门火衰，加补骨脂、肉桂温肾壮阳；若兼带下量多，色白质稀，为湿浊下注，加海螵蛸、芡实固摄止带。

子宫下脱日久，摩擦损伤，继发湿热，证见红肿溃烂，黄水淋沥，带下量多，色黄臭秽，或脓血兼杂，伴发热口渴、小便短赤等症状。轻者可在前方中加黄柏、苍术、薏苡仁、车前子、土茯苓清热利湿；重者则以清热利湿为主，用龙胆泻肝汤(龙胆草、黄芩、柴胡、栀子、车前子、木通、泽泻、生地黄、当归、炙甘草)，待湿热清除后，仍需补气扶正固本。

四、特色疗法

1. 外洗 蛇床子、乌梅各 60g，或枳壳 100g，煎水熏洗，适用于气虚或肾虚型阴挺者。金银花、紫花地丁、蒲公英、蛇床子各 30g，黄柏 15g，土茯苓 15g、金樱子 15g、枳壳 20g，水煎熏洗坐浴，适用于阴挺湿热下注者。

2. 针灸 体针：取穴百会、维胞、子宫、三阴交、长强、阴陵泉，每周 2～3 次，2～3 周为 1 个疗程。耳针：取穴子宫、皮质下、外生殖器、交感，每次选 2～3 穴，10 次为 1 个疗程。

五、预防与调护

轻度子宫脱垂者，坚持卫生保健、中医药治疗，病情可好转或治愈；Ⅲ度脱垂伴有症状者应行手术治疗。

预防本病应防止生育过多，正确处理产程，避免产程延长。避免产后过早参加重体力劳动。积极治疗慢性咳嗽、习惯性便秘。

六、案例

刘某，女，28 岁。

自觉阴道有物脱出 2 年。患者于 2 年前二胎产后，因不善调养，满月刚过即强力持重，过事操劳，渐觉有物下坠于阴道之中，稍卧辄自行缩入，时好时犯，未及时就医。近半年日渐加重，痛苦不堪。伴见气短乏力，腰酸腹坠，小便频急，带下如注，间有阴道出血。刻见面白不华，舌淡苔白，脉虚缓。

中医辨证:脾虚下陷,无力系胞,冲任不固,带脉失约。

治法:补中益气,升阳举陷。

方药:野党参、炙黄芪各 18g,金狗脊(去毛)、桑寄生、怀山药、炒薏苡仁各 15g,川续断、海螵蛸各 20g,绿升麻、北柴胡各 6g,炒枳壳、艾叶炭、贯仲炭各 9g。6 剂,水煎服。

另用蛇床子、黄柏、石榴皮各 9g,蒲公英 24g,金樱子、炒枳壳各 12g,小茴香、乌梅、五倍子各 6g。6 剂,布包,煎水熏洗、坐浴,每日二三次。并嘱卧床休息以助治疗。

现已恢复工作半月余,未再脱出,月事亦基本正常。精神、食欲均感良好,嘱服归脾丸半月,以资巩固。

(哈荔田.哈荔田妇科医案医话选[M].天津:天津科学技术出版社,1982.)

第四节 阴 痒

妇女外阴及阴道瘙痒,甚则痒痛难忍,坐卧不宁,或伴带下增多等,称为"阴痒"。

西医学外阴瘙痒症、外阴炎、阴道炎及外阴鳞状上皮增生、外阴硬化性苔藓等出现阴痒症状者,均可参照本病辨证治疗。

一、辨病

本病特点是外阴部瘙痒时作,甚则难以忍受,坐卧不安,亦可波及肛门周围或大腿内侧。

当与股癣、湿疹等皮肤病变相鉴别。股癣发生于股内侧及会阴部皮肤,是真菌感染所致的体癣,病灶呈堤状,清晰可见,表面有鳞屑,有明显的炎症改变。湿疹皮肤病变分布呈对称性,易反复发作,水洗或食鱼腥虾蟹,往往使病情加重,且可发生于全身任何部位。

二、病因病机

本病主要发病机制有虚、实两个方面。因肝肾阴虚、精血亏损、外阴失养而致阴痒者,属虚证;因肝经湿热下注,带下浸渍阴部,或湿热生虫,虫蚀阴中以致阴痒者,为实证。

三、辨证论治

根据阴部瘙痒的情况,带下的量、色、质、气味及全身症状进行辨证。

治疗以止痒为主,实者宜清热利湿,杀虫止痒;虚者宜滋阴养血止痒。要着重调理肝、肾、脾的功能,遵循"治外必本诸内"的原则,将内服与外治、整体与局部相结合进行施治。

1.肝肾阴虚

证候:阴部干涩,奇痒难忍为主症,或伴阴部皮肤变白、增厚或萎缩,皲裂破溃;常伴五心烦热,头晕目眩,时有烘热汗出,腰酸膝软;舌红苔少,脉弦细而数。

证候分析:肝肾阴虚,精血两亏,冲任血虚,血燥生风,风动则痒。肝脉过阴器,肾司二阴,故阴户干涩,奇痒难忍;风盛则肿,故阴部皮肤增厚;阴部肌肤失养,则皮肤变白、萎缩、皲裂、破溃;阴虚内热,故五心烦热;肝阳偏亢,则烘热汗出;肾虚,则腰膝酸软。舌红苔少,脉弦细而数,为肝肾阴虚之征。

治法:调补肝肾,滋阴降火。

方药:知柏地黄汤(知母、黄柏、牡丹皮、熟地黄、山茱肉、山药、泽泻、茯苓)加何首乌、白鲜皮。

临床若见赤白带下加白及、茜草、海螵蛸;白带量多加马齿苋、土茯苓;烘热汗出加牡蛎;外阴干枯加木瓜、生甘草;瘙痒不止加防风、徐长卿、薄荷。

2.湿热下注

证候:阴部瘙痒灼痛为主症,或伴带下量多,色黄如脓,稠黏臭秽;常伴头晕目眩,口苦咽干,心烦不宁,便秘溲赤;舌红,苔黄腻,脉弦滑而数。

证候分析:肝经湿热下注,损伤任带,故使带下量多,色黄如脓,稠黏臭秽;湿热浸渍,则阴部瘙痒,甚者灼痛;湿热熏蒸,则头晕目眩,口苦咽干;热扰心神,则心烦不宁;湿热伤津,则便秘溲赤。舌红,苔黄腻,脉弦滑而数,为肝经湿热之征。

治法：泻肝清热，除湿止痒。

方药：龙胆泻肝汤（龙胆草、黄芩、栀子、泽泻、木通、车前子、当归、柴胡、甘草、生地黄）加虎杖、苦参。

大便干燥者加大黄、枳实；小便短赤加瞿麦、滑石；外阴皮肤破溃加蒲公英、野菊花、金银花；带下色黄呈泡沫状加茵陈、椿根皮，呈凝乳状加土茯苓、草薢。

3.湿虫滋生

证候：阴部瘙痒，如虫行状，甚则奇痒难忍，灼热疼痛为主症，或伴带下量多，色黄，呈泡沫状，或色白如豆渣状，臭秽；常伴心烦少寐，胸闷呃逆，口苦咽干，小便短赤；舌红，苔黄腻，脉滑数。

证候分析：湿热与病虫相互滋生，其虫作食，则阴部瘙痒，如虫行状，甚则奇痒难忍，灼热疼痛；湿热下注，秽液下流，则带下量多，色黄，呈泡沫状，或色白如豆腐渣，臭秽；湿热与瘙痒共扰心神，则心烦少寐；湿热内蕴，则胸闷呃逆；湿热熏蒸，则口苦咽干；湿热伤津，则小便短赤。舌红，苔黄腻，脉滑数，为湿热、病虫相互滋生之征。

治法：清热利湿，解毒杀虫。

方药：草薢渗湿汤（草薢、薏苡仁、黄柏、茯苓、牡丹皮、泽泻、通草、滑石）加白头翁、苦参、防风。

四、特色疗法

1.熏洗盆浴　蛇床子15g、百部15g、苦参15g、川椒15g、明矾15g、徐长卿15g、黄柏12g、薄荷9g，水煎外洗，日一次，适用于湿热下注及湿虫滋生证患者。蝉蜕15g、白蒺藜15g、甘草6g、马齿苋30g、菟丝子15g、艾叶20g、蒲黄15g、儿茶9g、硼砂9g、生地黄15g，水煎外洗，日一次，适用于肝肾阴虚证患者。

2.穴位注射疗法　对于外阴硬化性苔藓、外阴鳞状上皮增生可采用复方丹参注射液4ml或红花注射液4ml于局部皮肤变白处注射治疗，日一次，10~14天一疗程。

五、预防与调护

阴痒经过积极治疗，保持外阴清洁卫生，多可治愈。部分患者因治疗不当,可发展为阴疮。因全身疾病所致者,随原发病的进退,或愈或反复迁延日久。也有患者阴痒日久不愈,迁延日久,转为外阴癌。

预防本病应注意个人卫生,保持外阴清洁。保持心情舒畅,避免不良的精神刺激。勿过食辛辣及油腻之品。治疗期间禁房事,感染病虫者需夫妇同治。

六、案例

李某,女,35岁,已婚。

外阴瘙痒2个月。外阴部发现有红色丘疹,瘙痒不堪,甚则疼痛,抓破后分泌黄白色液体,后可干燥结痂。伴胸闷不舒,口干且苦,小便赤涩,带多色黄等症。舌质红,苔黄,脉数。

中医辨证:肝经郁火,湿热下注。

治法:清利湿热止痒。

方药:龙胆泻肝汤加减。

龙胆草、黄柏、炒栀子各9g,生薏苡仁30g,茯苓、滑石块、车前子(布包)各9g,紫草根、虎杖各12g,地肤子、白鲜皮、海桐皮各9g,水煎服。

另用紫花地丁15g,黄柏6g,淫羊藿6g,蛇床子9g。6剂,布包,泡水,坐浴熏洗,每日2次。另珠黄散3瓶,黄柏面6g,紫荆皮粉9g,共研匀,香油调呈糊状,摊于消毒纱布上,于临睡前敷贴患处,晨起去掉。

二诊:经服上方,共配合外治法1周后,阴痒显减,带下亦少,外阴部原有之溃疡均已干燥结痂,未见新溃疡面。余症亦均轻减。腻苔已退,脉滑略数。

嘱内服二妙丸、加味逍遥丸各一剂,每日上、下午分服,白水送下,继用前述外治法。10天后结痂脱落,痒感消失,遂停药。

(哈荔田.哈荔田妇科医案医话选[M].天津:天津科学技术出版社,1982.)

第五节 子宫内膜异位症与子宫腺肌病

子宫内膜异位症指子宫内膜组织(腺体及间质)出现在子宫体以外的

部位,病灶可累及全身任何部位,以宫骶韧带、直肠子宫陷凹及卵巢最为常见。本病多见于育龄妇女,与卵巢周期性变化有关,为性激素依赖性疾病。虽为良性病变,但具有类似恶性肿瘤的种植、侵蚀、转移和复发能力。

子宫腺肌病是指子宫内膜腺体及间质侵入子宫肌层,伴随周围肌层细胞的代偿性肥大和增生,形成弥漫病变或局限性病变的一种良性疾病。

一、辨病

进行性加剧的痛经、月经失调、不孕,是其主要的临床表现。疼痛部位多为下腹及腰骶部,可向会阴、肛门、大腿放射,常于经前 1~2 天开始,经期第 1 天最剧,之后逐渐减轻。疼痛程度与病灶大小不一定成正比。子宫腺肌病痛经症状较子宫内膜异位症更为剧烈。

子宫内膜异位症需与原发性痛经、子宫腺肌病、盆腔炎性包块、卵巢恶性肿瘤相鉴别。内诊检查、B 超检查及 CA125 等肿瘤标志物检测有助于鉴别。

二、病因病机

瘀血阻滞是本病主要病机,多由于外邪入侵、情志内伤、饮食不节、房劳、素体因素或手术损伤等原因,导致机体脏腑功能失调,气血失和,致部分经血不循常道而妄行,以致“离经”之血瘀积,留结于下腹,阻滞冲任、胞宫、胞脉、胞络而发病。瘀血既是本病的病理产物,又是新的致病因素;既是引起该病临床症状和体征的主要因素,又是本病发生、发展的病理基础。

三、辨证论治

本病病性属实或虚实夹杂。辨证时应根据临床表现,痛经发生的时间、性质、部位、程度、伴随症状及体征,结合月经的期、量、色、质辨别寒热、虚实。

本病以活血化瘀为治疗总则,根据辨证结果,佐以理气行滞、温经散寒、清热除湿、补气养血、补肾等治法。本病应结合病程长短及体质强弱决定祛邪扶正之先后,还应结合月经周期不同阶段治疗。一般经前宜行气活血止痛,经期以理气活血祛瘀为主,经后兼顾正气,在健脾补肾的基础上活血化瘀。同时注意辨病与辨证相结合,以痛经为主者重在祛瘀止痛;伴有月经不调或不孕者要配合调经、助孕;癥瘕结块者要散结消癥。

1. 气滞血瘀

证候:经前或经期少腹胀痛、拒按,逐年加重为主症;伴前后阴坠胀欲便,经血紫暗有块,块下痛减,经量或多或少;常伴腹中积块,固定不移,经前心烦易怒,胸闷乳胀,或不孕;舌紫暗或有瘀点、瘀斑,脉弦或涩。

证候分析:素有抑郁,或行经之时情志不畅,致肝气郁滞,血液运行不畅,阻于冲任、胞脉,"不通则痛",经前血海充盈,瘀滞益甚,故经前或经期少腹疼痛、拒按,经血紫暗有块;血块排出后瘀阻减轻,疼痛缓解;瘀血阻滞冲任,冲任失调,故见月经紊乱;不能摄精成孕,故见不孕;瘀结日久成癥,故腹中积块,固定不移;经前心烦易怒、胸闷乳胀均为肝气郁滞之征;舌紫暗或有瘀点、瘀斑,脉弦或涩皆为肝郁血瘀之征。

治法:理气活血,化瘀止痛。

方药:膈下逐瘀汤(当归、赤芍、川芎、桃仁、红花、枳壳、延胡索、五灵脂、乌药、牡丹皮、制香附、甘草)。

若郁而化热,心烦、口苦,加栀子、夏枯草以清泻肝火;若疼痛剧烈者,加全蝎、水蛭活血通络止痛;若肛门坠胀、便结者,加大黄化瘀通腑;前阴坠胀者,加柴胡、川楝子以理气行滞;盆腔有结块者,加三棱、莪术、血竭化瘀消癥;经量多且夹血块者,加炒蒲黄、三七以化瘀止血。

2. 寒凝血瘀

证候:经前或经期小腹冷痛、绞痛,拒按,遇寒尤甚,得热痛减为主症;伴经行量少,色紫暗,或经血淋漓不净;常伴月经延期,不孕,下腹结块,固定不移,形寒肢冷,面色青白;舌紫暗,苔薄白,脉沉弦或紧。

证候分析:寒邪凝滞于冲任、胞络,导致气血运行受阻,故经前或经期小腹冷痛或绞痛,且拒按;血得热则行,得寒则凝,故疼痛遇寒尤甚,得热痛减;寒凝血瘀,冲任不调,则经血紫暗,量少或延期,或淋漓不净;寒气内盛,阻遏阳气,胞宫失于温煦则不孕;阳气不达肢末则形寒肢冷,面色青白;舌紫暗,苔薄白,脉沉弦或紧,均为寒凝血瘀之象。

治法:温经散寒,活血止痛。

方药:少腹逐瘀汤(小茴香、干姜、延胡索、没药、当归、川芎、肉桂、赤芍、蒲黄、五灵脂)。

若腹痛甚,肢冷汗出,加川椒、制川乌温经活血;若经量过少,可加牛膝、泽兰活血通经;痛甚呕吐者,加姜半夏、吴茱萸温胃止呕;泄泻者加山药、肉豆蔻健脾止泻;若腰骶疼痛明显酌加杜仲、桑寄生、续断等补肾强筋骨;阳虚内寒者,加熟附子、淫羊藿、巴戟天温肾助阳。

3. 湿热瘀阻

证候:经前或经期小腹灼热疼痛,拒按,得热痛增为主症;伴月经量多,色红质稠有黏液或经血淋漓不净,常伴不孕,盆腔有包块或结节,带下量多,色黄质黏,味臭;舌质紫红,苔黄而腻,脉滑数或涩。

证候分析:湿热之邪,盘踞冲任、胞宫,气血失畅,湿热与瘀血互结,不通则痛,故小腹灼热疼痛,拒按;湿热扰血,故月经量多,色红质稠有黏液或经血淋漓不净;湿瘀壅遏下焦,阻滞冲任,聚而成癥,故见不孕,盆腔包块或结节;湿热下注,则带下量多,色黄质黏有异味;舌质紫红,苔黄而腻,脉滑数或涩,均为湿热瘀阻之象。

治法:清热除湿,化瘀止痛。

方药:清热调血汤(牡丹皮、黄连、当归、川芎、生地黄、赤芍、桃仁、红花、香附、延胡索、莪术)。

若月经质稠量多夹块,加茜草炭、生地榆、贯众以清热凉血止血;下腹疼痛灼热者,加黄柏、茵陈等清热除湿;若经量过多或淋漓不净,加马齿苋凉血化瘀;若头晕头痛,酌加夏枯草、白蒺藜清肝泻火。

4. 气虚血瘀

证候:经期腹痛,伴经行量或多或少,色暗淡,质稀或夹血块为主症;盆腔有结节或包块;常伴面色㿠白,少气懒言,语声低微,神疲倦怠,肛门坠胀不适;舌淡或边有瘀斑、瘀点,苔白,脉细涩。

证候分析:气虚运血无力,血运不畅成瘀,冲任不调,不通则痛,故经行腹痛;气虚血行不畅致瘀,故色淡质稀或夹血块,经量或多或少;中气不足,清阳不升,则见面色㿠白、少气懒言、语声低微、神疲倦怠、肛门坠胀不适;舌淡或边有瘀斑、瘀点,苔白,脉细涩,均为气虚血瘀之象。

治法:益气活血,化瘀止痛。

方药:血府逐瘀汤(桃仁、红花、当归、生地黄、川芎、赤芍、柴胡、枳壳、甘草、桔梗、川牛膝)加党参、黄芪。

若腹冷痛甚者,加艾叶、小茴香、吴茱萸、附片、干姜以温经止痛;

腰腿酸软者,加续断、桑寄生补肝肾,强筋骨。

5. 肾虚血瘀

证候:经行腹痛,月经先后无定期为主症;伴经量或多或少,色暗有块,盆腔有结节或包块;常伴腰膝酸软,腰脊刺痛,神疲肢倦,头晕耳鸣,面色晦暗,性欲减退,夜尿频;舌质暗淡,苔白,脉沉细涩。

证候分析:肾气亏损,无力推动血行,则血行迟滞,瘀阻经脉,不通则痛,故经行腹痛,色暗有块;肾虚肝木失养,疏泄失常,故月经先后无定期,经量或多或少;瘀阻日久,结成癥瘕,故盆腔有结节或包块;肾虚上不能充养脑髓,下不能荣养外府,故腰膝酸软,腰脊刺痛,头晕耳鸣;面色晦暗,性欲减退,夜尿频,舌质暗淡,苔白,脉沉细涩,均为肾虚血瘀之象。

治法:补肾益气,活血化瘀。

方药:归肾丸(熟地黄、山药、山茱萸、茯苓、当归、枸杞子、杜仲、菟丝子)加桃仁、生蒲黄。

若经行淋漓不净,加茜草、三七化瘀止血;小腹冷痛喜温,畏寒肢冷者,加补骨脂、肉桂、艾叶温肾助阳;若颧红唇赤,手足心热者,加地骨皮、鳖甲养阴清热。

四、特色疗法

1. 中药外敷 大黄、侧柏叶各50g,薄荷、黄柏、泽兰各25g共研细末。用开水、蜜糖调成膏,外敷下腹部,每日1次,10～14天为一疗程,适用于瘀热郁结证。

2. 中药灌肠 三棱9g、莪术9g、丹参15g。开水浓煎至100ml,保留灌肠,每日1次,用于瘀血阻滞型。

3. 针法 取穴行间、中极、气海、次髎、地机、血海。每日1次,15次为一疗程。用于气滞血瘀证。

4. 灸法 隔姜灸神阙、关元、三阴交,隔日1次,用于寒凝血瘀证。

五、预防调护

通过中西医治疗,可有效缓解并消除子宫内膜异位症症状,提高妊娠率。但除子宫及双侧附件手术外,子宫内膜异位症复发率较高。

注意加强经期护理,避免性生活及盆腔检查,避免经血倒流;避免手术操作所引起的子宫内膜种植;无生育要求的可选择药物避孕。

六、案例

陈某,女,36岁,职员,患经行腹痛14年,呈进行性加剧。初经13岁,5~7天/25~30天,量一般,色红,有血块,腹痛在经前期一天就开始,以胀痛为主。近3年来,疼痛加剧,越来越痛,26岁结婚,上宫内节育器,后又取出,3年前人工流产后引发痛经加剧,妇科检查:子宫增大,质地稍硬,B超探查示子宫腺肌瘤,伴有头晕腰酸,胸闷烦躁,经前乳房胀痛,小腹胀疼,夜寐欠佳,经期提前,行经第1~2天疼痛剧烈,呈下坠性或有冷感,脉细弦,舌质偏红边紫。

中医辨证:气滞血瘀。

治法:理气活血,化瘀止痛。

方药:内异止痛汤加减。

钩藤15g,紫贝齿(先煎)12g,炒当归10g,赤芍10g,五灵脂10g,莪术10g,延胡索15g,肉桂(后下)3g,全蝎粉1.5g(分吞),琥珀粉3g(分吞)。

服药后疼痛减轻,经血净之后,测量基础体温,发现基础体温高温相偏短,欠稳定,故抓住经前期论治,用助阳消癥汤,至行经期再服前内异止痛汤,如此调治5个月经周期,基本上控制住经期的疼痛。

(夏桂成.妇科方药临证心得十五讲[M].北京:人民卫生出版社,2015.)

第六节 多囊卵巢综合征

多囊卵巢综合征是青春期及育龄期女性最常见的妇科内分泌疾病之一,在临床上以雄激素过高的临床或生化表现、持续无排卵、卵巢多囊改变为特征,常伴有胰岛素抵抗和肥胖。

根据其临床表现,中医将本病归属于月经后期、闭经、崩漏、不孕、癥瘕等进行辨证施治。

一、辨病

多囊卵巢综合征病变核心在于持续排卵障碍,导致月经紊乱、闭经和不孕;雄激素增多、胰岛素抵抗则可导致肥胖、多毛、痤疮、黑棘皮病等。远期还可增加糖尿病、心血管疾病、子宫内膜癌、乳腺癌、高血压等的发病危险。

多囊卵巢综合征应与卵泡膜细胞增殖症、肾上腺皮质增生或肿瘤、卵巢雄激素肿瘤及甲状腺功能异常相鉴别,可通过性激素测定,B超、CT或MRI检查协助鉴别诊断。

二、病因病机

本病主要是以脏腑功能失调为本,痰浊、瘀血阻滞为标,故临床表现多为虚实夹杂、本虚标实之证。其发病多与肾、脾、肝关系密切,但以肾虚、脾虚为主,加之痰湿、瘀血等病理产物作用于机体,导致"肾-天癸-冲任-胞宫"生殖轴功能紊乱而致病。

三、辨证论治

本病以肾虚、肝郁、脾弱为本,由此衍生的痰浊、瘀血、郁火为标,临床虚实夹杂证多见。辨证主要根据临床症状、体征和舌脉辨其寒热、虚实。

治疗需以补肾、调肝、健脾为基本治疗大法,佐以化痰、祛瘀、清热,并应根据年龄、主症、是否有生育意愿等采取个体化治疗方案。

1.肾虚

（1）肾阴虚

证候:月经初潮迟至,月经后期,量少,渐至闭经;或月经延长,崩漏不止为主症;伴婚久不孕,形体瘦小,面额痤疮,唇周细须显现;常伴头晕耳鸣,腰膝酸软,手足心热,便秘溲黄;舌质红,少苔或无苔,脉细数。

证候分析:肾阴亏虚,精血不足,冲任亏虚,则天癸延迟不至,月经后期或量少,甚则闭经,亦不能凝精成孕;肾虚精亏血少,不能上荣清窍则头晕耳鸣,内不荣脏腑则腰膝酸软,手足心热,便秘溲黄;舌质红,少苔或无苔,脉细数,均为阴虚内热之象。

治法:滋肾填精,调经助孕。

方药:左归丸(熟地黄、山药、枸杞子、山茱萸、川牛膝、菟丝子、鹿角胶、龟甲胶)。

若胁胀痛者加柴胡、香附、白芍疏肝解郁柔肝;若咽干、眩晕者加玄参、牡蛎、夏枯草养阴平肝清热;若心烦、失眠者加五味子、柏子仁、夜交藤养心安神。

(2)肾阳虚

证候:月经初潮迟至,月经后期,量少,色淡,质稀,渐至闭经,或月经周期紊乱,经量多或淋漓不尽为主症;伴婚久不孕,形体较胖,腰痛时作;常伴头晕耳鸣,面额痤疮,性毛浓密,小便清长,大便时溏;舌淡,苔白,脉沉弱。

证候分析:禀赋素弱,肾阳不足,天癸至而不盛,血海不满,则经行量少;腰为肾之外府,肾阳不足,外府失荣,则腰痛时作;膀胱失于温煦,气化不利,则小便清长,大便时溏;舌淡,苔白,脉沉弱,均为肾阳虚之征。

治法:温肾助阳,调经助孕。

方药:右归丸(肉桂、附子、山药、枸杞子、熟地黄、山茱萸、杜仲、当归、菟丝子、鹿角胶)。

若患者肾阴亏虚,致肾阴阳两虚,恐其辛热伤肾,去肉桂、附子,加阿胶;兼有月经不至或愆期,为痰湿阻滞脉络所致,可加半夏、陈皮、贝母、香附以理气化痰通络;兼见少腹刺痛不适,月经有血块而块出痛减者,为血滞,可酌加桃仁、红花以活血行滞。

2.脾虚痰湿

证候:月经后期,量少色淡,或月经稀发,甚则闭经为主症;伴形体肥胖,多毛,头晕胸闷,喉间多痰,肢倦神疲,脘腹胀闷;常伴带下量多,婚久不孕;舌体胖大,色淡,苔厚腻,脉沉滑。

证候分析:痰湿阻滞于冲任,气血运行受阻,血海不能按时满盈,则月经后期,量少,甚则闭经;痰湿内阻胞宫,则不能摄精成孕;脾虚痰湿不化,下注冲任,则带下量多;痰湿内困,清阳不升,浊阴不降,则头晕胸闷,喉间多痰;痰湿溢于肌肤,则形体肥胖;留滞于经髓,则肢倦神疲;舌体胖大,色淡,苔厚腻,脉沉滑,均为痰湿内盛之象。

治法:化痰除湿,通络调经。

方药:苍附导痰丸(茯苓、半夏、苍术、陈皮、甘草、香附、胆南星、枳壳、生姜、神曲)。

若月经不行,为顽痰闭塞者,可加浙贝母、海藻、石菖蒲软坚散结,化痰开窍;痰湿已化,血滞不行者,加川芎、当归活血通络;脾虚痰湿不化者,加白术、党参以健脾祛湿;胸膈满闷者,加郁金、薤白以行气解郁。

3.气滞血瘀

证候:月经后期量少或数月不行,经行有块,甚则经闭、不孕为主症;伴精神抑郁,烦躁易怒;常伴胸胁胀满,乳房胀痛;舌质暗红或有瘀点、瘀斑,脉沉弦涩。

证候分析:情志内伤,或外邪内侵,气机郁结,冲任气血郁滞,经行不畅,则月经后期,量少有血块,或经闭不孕;情志伤肝,肝失条达,气机郁滞,则精神抑郁,心烦易怒,胸胁胀满,乳房胀痛;舌质暗红或有瘀点、瘀斑,脉沉弦涩,均为气滞血瘀之象。

治法:理气活血,祛瘀通经。

方药:膈下逐瘀汤(当归、赤芍、川芎、桃仁、红花、枳壳、延胡索、五灵脂、乌药、牡丹皮、制香附、甘草)。

若经血不行者,可加牛膝、卷柏、泽兰等行血通经之品;若寒凝血瘀,见小腹凉,四肢不温者,酌加肉桂、巴戟天、石楠叶以温阳通脉。

4.肝郁化火

证候:月经稀发,量少,甚则经闭不行,或月经紊乱,崩漏淋漓为主症;伴毛发浓密,面部痤疮,经前胸胁、乳房胀痛;常伴肢体肿胀,大便秘结,小便黄,带下量多,外阴时痒;舌红,苔黄厚,脉沉弦或弦数。

证候分析:肝气郁结,疏泄无度,则月经或先或后,或淋漓不止,或经闭不行;肝气郁结日盛不得发散,则经前胸胁、乳房、肢体肿胀;肝热内盛,则面生痤疮,便秘,小便黄;舌红,苔黄厚,脉沉弦或弦数,均为肝郁化火之征。

治法:疏肝理气,泻火调经。

方药:丹栀逍遥散(牡丹皮、栀子、当归、白芍、柴胡、白术、茯苓、煨姜、薄荷、炙甘草)。

若湿热之邪阻滞下焦,大便秘结者,加大黄清里通便;若肝气不舒,溢乳者,加夏枯草、炒麦芽以清肝回乳;胸胁满痛者,加郁金、王不留行以活血理气;月经不行者,加生山楂、丹参以活血通经;若肝经湿热而见月经不行,带下多,阴痒者,可选用龙胆泻肝汤。

四、特色疗法

1. 针灸 卵泡期取关元、中极、子宫、三阴交,每天1次,共3次,每次留针30分钟,平补平泻以促排卵;或用电刺激30分钟。

2. 艾灸 取穴关元、中极、足三里、三阴交等穴,每次取2~3穴,每穴灸5~7壮,每天1次,7次为1个疗程。

五、预防调护

多囊卵巢综合征治疗后,多毛、肥胖等症状得到改善,排卵性月经恢复,育龄期妇女得以受孕,通过积极的保胎治疗完成妊娠。但复发率高,难以根治。本病还可引起代谢紊乱及远期健康风险,包括糖尿病、动脉粥样硬化、冠心病、高血压、高同型半胱氨酸血症等,甚至发展为子宫内膜癌。

做到早发现早治疗;养成良好的生活作息时间及饮食习惯,忌生冷甜食;加强锻炼,改善体质,保持精神舒畅,注意劳逸结合,科学维持合理体重。

六、案例

某女,19岁,自13岁初潮起月经周期就多迟后。常45~60天一行,近2年来发展到3~5个月月经停闭不行。用黄体酮尚可催行。B超提示:双侧卵巢偏大,囊性结构激素测定:卵泡刺激素6.81U/L,黄体生成素14.10U/L,睾酮57mmol/L。西医诊断为多囊卵巢综合征。刻下形胖倦怠乏力,懒动腰酸,舌微红,苔薄白,脉沉偏细稍见弦。

中医辨证:肾气不足,气血亏虚,冲脉失养。

治法:益肝肾,助天癸,补气血,促冲脉。

方药：淫羊藿 30g，巴戟天 15g，肉苁蓉 15g，山茱萸 10g，菟丝子 15g，杜仲 15g，女贞子 15g，枸杞子 10g，桑椹 15g，山药 15g，墨旱莲 15g，当归 10g，生、熟地黄各 15g，川芎 6g，党参 12g，生黄芪 15g，川楝子 10g。12 剂。并嘱其测基础体温。

2 周再诊，基础体温趋升，自觉乳胀，带下觉润，大便原干现已畅通。于上方去川楝子、墨旱莲，加青皮 10g，香附 10g，以增其促动之力。嘱服 7 剂。

三诊以疏通为主，促其经水来潮。益母草 30g，泽兰 10g，红花 10g，莪术 10g，香附 10g，杜仲 12g，山药 15g，艾叶 6g，当归 10g，川芎 6g，路路通 10g，娑罗子 10g，川牛膝 10g。7 剂。药后 5 剂经行，量正常。

经后再以首诊之方，补肝肾并佐益气阴，服 10 剂后，在方中加白术 10g，黄精 12g，莪术 20g，皂角刺 12g，党参增至 15g，黄芪增至 30g，以增加益气通络助排卵之功效。服 12 剂后，再用疏通促经为主之方。如此交替遣方用药，共治疗 7 个月，前 3 个月经水多在 40 天一行，以后经水按月届时而行。B 超复查，子宫附件均正常大小，未提示卵巢囊性结构。遂以乌鸡白凤丸、补中益气丸中成药缓图善后，以资疗效。

（董莉．朱南孙妇科学术经验集［M］．上海：上海科学技术出版社，2020.）

第七节　不　孕　症

育龄期妇女与配偶同居 1 年，性生活正常，未避孕而未孕者称为不孕。其中既往从未有过妊娠史，无避孕且从未妊娠者称为原发性不孕；既往有过妊娠史，而后无避孕连续 1 年未妊娠者称为继发性不孕。

中医学将原发性不孕称为"全不产""绝产""绝嗣""绝子"等，继发性不孕称为"断绪"。

一、辨病

不孕症是一种生殖障碍状态，男女双方共同全面检查找出引起不孕的原因是诊断不孕症的关键。一般检查需观察患者身高、体重、第二性征发育情况,体毛分布、乳房有无溢乳、甲状腺是否肿大等。妇科检查注意内外生殖器官发育,有无畸形、炎症及肿瘤等,然后根据临床症状进行有关不孕症的特殊检查:卵巢功能检查、输卵管通畅实验、宫腔镜检查、腹腔镜检查、免疫等检查。男方须进行生殖系统发育及精液常规检查。本节主要论述女方因素引起的不孕。

不孕应与暗产相鉴别。暗产是指早孕期,胚胎初结而自然流产者,相当于西医学生化妊娠。此时孕妇尚未有明显妊娠反应,一般不易察觉而误认为不孕,通过基础体温、早孕试验及病理学检查可明确。

二、病因病机

受孕的基本条件是男女双方肾气盛、天癸至、任通冲盛,女子月事以时下,男子精盛而溢泻,两性适时相合,则可摄精成孕。因此,脏腑功能紊乱,致冲任气血失调,不能摄精成孕,是不孕的核心病机,常见病机为肾虚而冲任虚衰,或肝郁而冲任失和,或痰湿、瘀血而冲任阻滞。

三、辨证论治

不孕症的辨证,应注重与不孕关联较大的其他伴随症状,如月经、带下、全身症状及舌脉等综合分析,审脏腑、冲任、胞宫之病位,辨气血、寒热、虚实之变化。

本病治疗原则为调理冲任气血,常用治法为补肾、疏肝、化痰、活血。临证应辨证与辨病相结合。排卵障碍性不孕多责之于肾虚,治疗以补肾为主,结合其他治法;输卵管性不孕多治以活血化瘀通络,并内外合治;免疫性不孕以脾肾虚为本,痰瘀互结为标,多治以补益脾肾,祛瘀化痰。同时,辅以心理疏导,调畅情志;择氤氲之时合阴阳,以利成孕。

1.肾虚

(1)肾气虚

证候:婚久不孕,初潮延迟,月经不调或停闭为主症;伴月经量多或少,色淡质稀;常伴腰酸腿软,头晕耳鸣,神疲肢倦,小便清长;舌淡暗,苔白润,脉沉细。

证候分析：肾气不足，冲任虚衰，不能摄精成孕，故婚久不孕；肾气虚，天癸迟至，故初潮延迟；肾气虚冲任不调，气血失司，故月经不调或停闭，量多或少；肾气虚，外府失养，髓海不足，故腰酸腿软，头晕耳鸣；肾虚气化失常，故小便清长，经血色淡质稀，舌脉均为肾气虚之象。

治法：补肾益气，温养冲任。

方药：毓麟珠（当归、熟地黄、白芍、川芎、人参、白术、茯苓、炙甘草、菟丝子、杜仲、鹿角霜、川椒）。

若腰酸腿软甚者加续断、补骨脂补肾强腰；头晕耳鸣甚者加枸杞子、女贞子补益肝肾；若小便清长，夜尿多者，加益智仁、桑螵蛸补肾缩小便；若月经量多者，加阿胶、艾叶固冲止血；若月经量少者，加紫河车、牛膝补肾益精。

（2）肾阳虚

证候：婚久不孕，月经迟发或停闭为主症；伴经血色暗，性欲淡漠，小腹发凉，带下量多，质稀如水；常伴头晕耳鸣，腰膝酸软，夜尿清长，面色暗；舌质淡暗，苔白，脉沉细尺弱。

证候分析：肾阳不足，命门火衰，故婚久不孕，小腹发凉；天癸不充，故初潮延迟，月经后期，甚至停闭；阳虚不能化气行水，水湿下注任带，故带下量多，质稀；腰为肾之府，肾虚则腰膝酸软，火衰则性欲淡漠，肾阳虚膀胱失约则夜尿清长；面色及舌脉表现，均为肾阳不足之象。

治法：温肾暖宫，调补冲任。

方药：右归丸（肉桂、附子、山药、枸杞子、熟地黄、山茱萸、杜仲、当归、菟丝子、鹿角胶）。

若子宫发育欠佳者，加紫河车、龟甲胶补肾阴阳，通补奇经；性欲淡漠者，酌选淫羊藿、仙茅、肉苁蓉温肾填精；若寒客胞中，症见月经后期、量少色暗，小腹冷痛，畏寒肢冷，面色青白，脉沉紧。治宜温经散寒，养血调经。方用艾附暖宫丸（艾叶、香附、当归、吴茱萸、续断、肉桂、黄芪、白芍、生地黄）。

（3）肾阴虚

证候：婚久不孕为主症；伴月经周期提前，量少、色红、质稠，或闭经；常伴腰酸腿软，头晕心悸，或形体消瘦，口干失眠，五心烦热；舌淡或舌红少苔,脉沉细或细数。

证候分析:肾阳亏虚,天癸乏源,血海空虚,胞宫失养,故婚久不孕;阴虚火旺,热扰冲任,故月经周期提前;阴虚血亏则月经量少,甚或闭经;肾虚则腰膝酸软;精亏血少,则头晕心悸;阴虚内热,则形体消瘦,口干烦热;舌脉均为肾阴虚之象。

治法:滋肾养血,调补冲任。

方药:养精种玉汤(熟地黄、山茱萸、白芍、当归)。

若血虚甚者,酌加鹿角胶、紫河车等血肉有情之品,填精养血,大补奇经;阴虚甚者加玄参、枸杞、龟板滋补肾阴;阴虚火旺见月经先期、口渴心烦者加女贞子、旱莲草、生地黄、牡丹皮以养阴清热;若兼潮热、盗汗者,酌加知母、青蒿、龟板、炙鳖甲等滋阴清火。

2.肝郁

证候:婚久不孕,月经先后不定期为主症;伴月经量或多或少,色暗夹块;常伴经前胸胁、乳房胀痛,或经行腹痛;或精神抑郁,烦躁易怒;舌淡红,苔薄白,脉弦。

证候分析:情怀不畅,肝失条达,气血失调,冲任不能相资,故婚久不孕;肝失疏泄,血海失司,故月经先后不定期,量或多或少;气滞血瘀,肝脉不畅,故经前胸胁、乳房胀痛,或经行腹痛;肝郁气滞,郁久化火则烦躁易怒;舌淡红,苔薄白,脉弦,为肝郁之征。

治法:疏肝解郁,养血调经。

方药:开郁种玉汤(当归、白芍、牡丹皮、香附、白术、茯苓、天花粉)。

若见乳房胀痛者,酌加柴胡、川楝子、延胡索、玫瑰花疏肝解郁,理气止痛;若乳房结块,酌加王不留行、橘核、夏枯草以治血行滞,软坚散结;若经行腹痛较重者,加延胡索、生蒲黄、五灵脂祛瘀止痛。

3.痰湿

证候:婚久不孕,形体肥胖,经行延后,甚或闭经为主症;伴带下量多,色白质稠;常伴头晕心悸,胸闷泛恶;舌淡胖,苔白腻,脉滑。

证候分析:胖人多痰,或素体脾阳不振,湿聚成痰,痰滞冲任,故婚久不孕;痰阻冲任胞宫则月经延后或闭经;湿浊下注,则带下量多,质黏稠;痰湿中阻,清阳不升,则胸闷泛恶,头晕心悸;舌淡胖,苔白腻,脉滑,均为痰湿内停之征。

治法:燥湿化痰,理气调经。

方药:苍附导痰丸(茯苓、法半夏、陈皮、甘草、苍术、香附、胆南星、枳壳、生姜、神曲)。

若兼腰膝冷痛者,为肾阳亏虚,加鹿角片、杜仲、巴戟天、菟丝子以温肾助阳;若兼纳少便溏,带下量多,为脾虚失运,加党参、山药、薏苡仁健脾利湿;若胸闷气短,为痰湿中阻,加瓜蒌、石菖蒲宽胸利气;若月经后期、闭经者,为痰瘀互结,加红花、丹参、泽兰养血活血通经。

4.血瘀

证候:婚久不孕,月经周期延后,经行不畅,色紫黑,有血块为主症;伴经行腹痛,平素少腹疼痛或肛门坠胀不适;舌质紫暗,边有瘀点,脉弦涩。

证候分析:瘀血阻滞胞宫冲任,故婚久不孕;瘀阻气血不畅,血海不能如期满盈,则经期延后、经行不畅,色紫黑,有血块;血瘀气滞,不通则痛,故经行腹痛,或少腹疼痛、肛门坠胀不适;舌质紫暗,边有瘀点,脉弦涩,均为血瘀之征。

治法:活血化瘀,调经止痛。

方药:少腹逐瘀汤(小茴香、干姜、延胡索、没药、当归、川芎、肉桂、赤芍、蒲黄、五灵脂)。

若瘀久成癥者,加三棱、莪术、夏枯草以散结治癥,若兼经血淋漓不净,为瘀血内停,血不循经,加蒲黄炭、三七化瘀止血;若瘀久化热者,治宜清热解毒,活血化瘀,方用血府逐瘀汤加红藤、败酱草、薏苡仁、金银花等。

四、特色疗法

1.保留灌肠法 丹参30g,三棱、莪术、枳实、皂角刺、当归、透骨草各15g,乳香、没药、赤芍各10g。加水浓煎至100ml,温度37~39℃,保留灌肠。每10日为1疗程。用于盆腔因素包括输卵管梗阻、盆腔炎性疾病后遗症、子宫内膜异位症等致不孕,经期停用。

2.针灸 对排卵障碍所致的不孕症,应用针刺促进卵泡发育及排卵,体针取关元、中极、三阴交、子宫、气海、足三里等穴,随证加减;灸法以艾灸为主,取神阙、关元等为主穴。

五、预防调护

本病预后与患者年龄、病史、不孕原因及病程密切相关。年龄较轻、病因单一、病程短者疗效较好,反之则疗效欠佳。高龄所致卵巢功能低下、卵巢功能早衰,以及子宫内膜异位症、子宫肌瘤等疾病增加了治疗的难度。

提倡婚前检查,及早发现先天性生殖器畸形;婚后如暂无生育愿望或计划,应采取避孕措施,尽量避免人工流产,以防发生生殖系统炎症及宫腔粘连导致继发不孕;患结核、阑尾炎或急性淋菌性生殖道感染时应积极治疗,以免造成输卵管或子宫内膜感染;戒烟酒,性生活要适度。

六、案例

韩百灵医案:板木某某,40岁,日本教授。

1976年初诊,婚后10余年不孕,形体消瘦,精神抑郁,性情急躁,无故易怒,胸胁胀满,手足心热,胃纳不佳,厌食油腻,小便短赤,大便常秘,经期乳胀,经来涩,紫暗有块;小腹坠胀,经后自减。舌红,苔微黄,脉涩弦。

辨证:肝郁气滞,脉络不畅,冲任不资,胞脉受阻,不能摄精成孕。

治法:调肝理气通络法。

方药:当归、赤芍、川牛膝、王不留行、川楝子、通草、瓜蒌、丹参、香附各15g,川芎10g,皂角刺、生甘草各5g,隔日1剂。

服3剂后,舌脉如前,食欲不振,身体倦怠,此因肝气乘脾、脾失健运之故,前方加白术、山药各15g。3剂后,经期胸闷、乳房及小腹胀痛减轻,食欲好转,但腰酸痛,原方去皂角刺、瓜蒌,加续断、桑寄生各14g,嘱其久服。

1977年春回国,翌年春,板木教授的丈夫大石博士来信说:"归国后不久,夫人即怀孕,生一女婴。"

(丛春雨.近现代二十五位中医名家妇科经验[M].北京:中国中医药出版社,2020.)